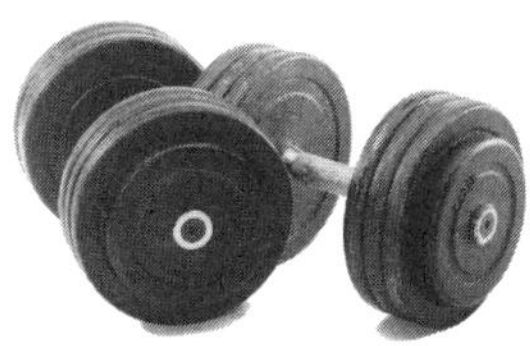

Home Gym Handbuch

Professionelles Training zuhaus

NOVAGENICS

CIP-Titelaufnahme der deutschen Bibliothek:
Steve Holman
Home Gym Handbuch – Professionelles Training zuhaus
1. Auflage Novagenics Verlag 1993

INHALT

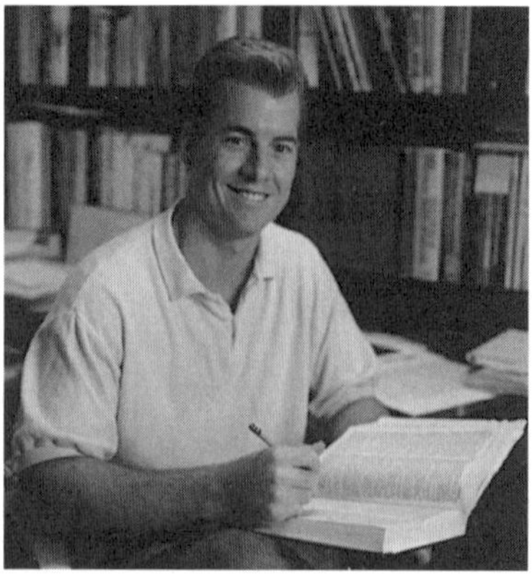

▲ *Steve Holman in der Redaktion des IRONMAN in Oxnard, Kalifornien.*

Steve Holman

Steve Holman arbeitet als Chefredakteur des US-Kraftsportmagazins IRONMAN. In dieser Zeitschrift erscheinen auch seine monatlichen Kolumnen »Homebodies« und »POF« (BP) mit aktuellen Neuerungen in Heimtraining und Trainingsoptimierung. Bislang sind in den USA drei Kraftsport-Bücher von Ihm erschienen: das in deutscher Übersetzung vorliegende HOME GYM HANDBOOK, MASS-TRAINING TACTICS und CRITICAL MASS. Steve Holman, ein Absolvent der Universität von Texas, hat selbst jahrelang an Bodybuilding-Wettkämpfen teilgenommen. Seit mehr als 15 Jahren beschäftigt er sich mit Krafttraining und Fitness. Die Profis der Kraftsport-Szene profitieren von seiner Erfahrung.

Bodybuilding-Star Rich Gaspari weiß Steve Holmans Rat zu schätzen. ▼

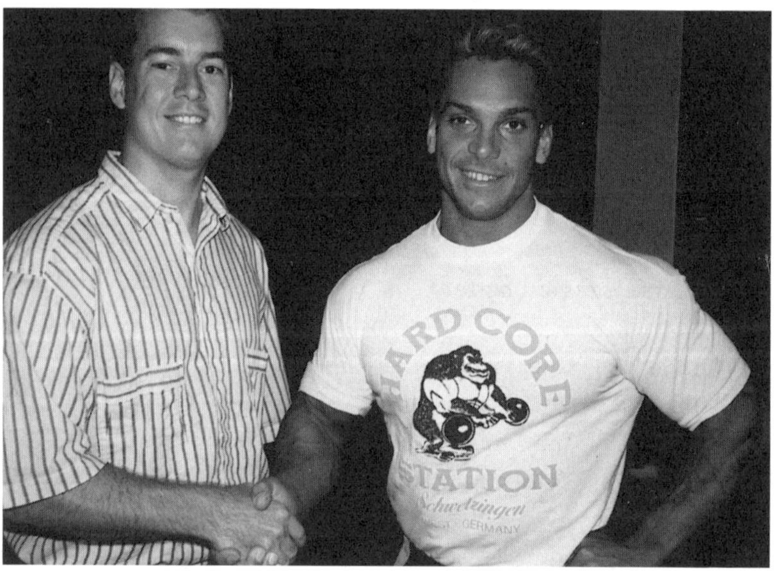

Danksagung

Vor allen anderen möchte ich meinem guten Freund Bill McKnight herzlich danken, der die Idee für dieses Buch in mir wachgerufen hat. Ohne seine fortwährenden Anregungen wäre das HOME GYM HANDBUCH nicht geschrieben worden.

Meine Mutter, Janice Pearlman, verdient ein besonders herzliches »Dankeschön«, für ihre Führung und dafür, daß sie immer da ist, wenn ich sie brauche. Vielen Dank auch meinem Vater, Terry Holman, der mich in die Bedeutung journalistischer Ausdrucksweise und Integrität eingeführt hat. Ein Dankeswort in Liebe gilt Becky Holman, meiner Frau und bester Freundin in einer Person, die mir bei der Publikation dieses Buches sehr geholfen hat, und ohne die ich mir ein Leben als Journalist nicht vorstellen könnte.

Als nächstes wäre John Balik, Herausgeber des IRONMAN, zu nennen. Ihm danke ich für seine fortwährende Unterstützung und Ermunterung. John ist ein wirkliches Vorbild.

Vielen Dank auch Ben Mall, Leon Bach (Zeichnungen), Jerry Robinson, Dr. Randall J. Strossen, Tom Pearlman, Ruth Silverman, Dave Tuttle, Dr. Eric Sternlicht, Faith Walker und John Otken für ihre moralische Unterstützung, sowie die vielen Ratschläge und Verbesserungen. Ich möchte auch jenen Autoren im Kraftsport-Journalismus danken, die mir über viele Jahre hinweg eine Quelle der Motivation und Inspiration waren: Jerry Brainum, Dr. Arthur Jones, Dr. Ellington Darden, Stuart McRobert, Bradley J. Steiner, Dennis Du Breuil und Mike Mentzer.

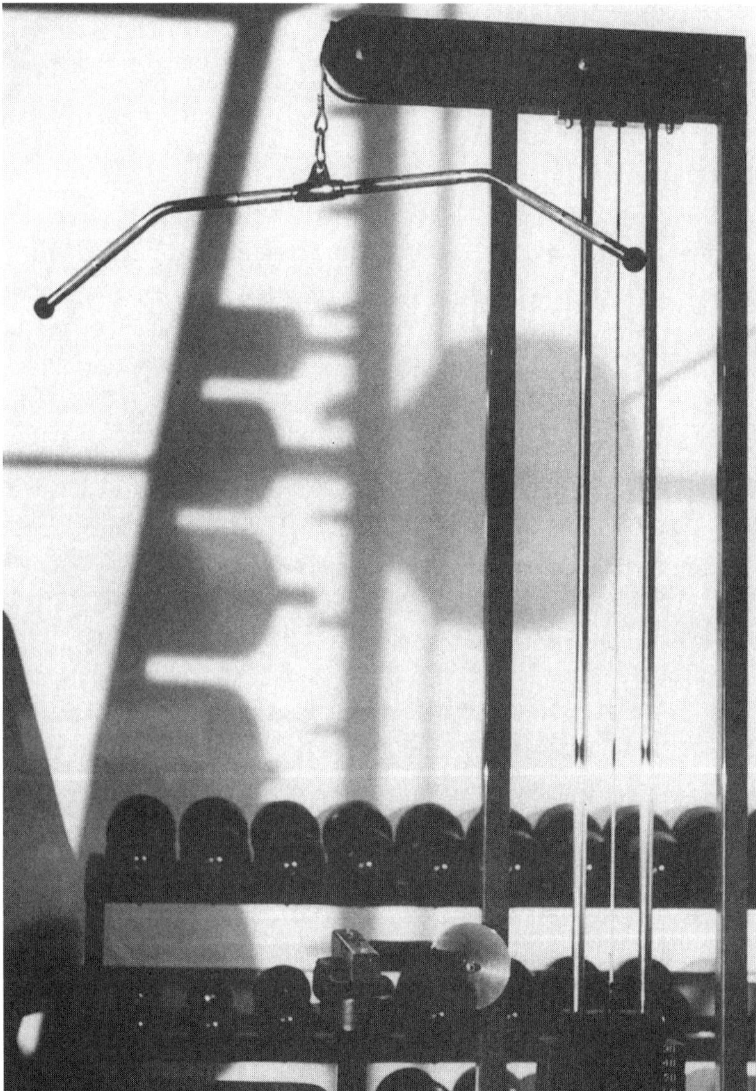

Einleitung

Trautes Heim, Glück allein

Leistungseffizienz – dieser Begriff kann als Essenz dieses Buches gelten. Auf den Punkt gebracht, bedeutet Leistungseffizienz einen maximalen Muskel- und Kraftzuwachs bei geringstem Zeiteinsatz. Diesen Grundsatz sollte ein Bodybuilder niemals vernachlässigen. Wie Sie sehen werden, gibt es keinen besseren Ort für effektives Training als das eigene Heim.

Es spielt keine Rolle, ob Ihnen mehr Muskelmasse, Kraft, Stärke, Muskeltonus oder eine Kombination davon vorschwebt. Ein Heimstudio erlaubt Ihnen, Ihre Ziele mit dem geringstmöglichen Einsatz an Zeit und Geld zu erreichen. Die Vorteile ergeben sich aus den vier Grundpfeilern des Trainings zu Hause: Konzentration, Kontrolle, Bequemlichkeit und Kosten. Die An- und Abfahrt zum

Fitness-Studio entfällt – Sie gehen einfach in den Nebenraum (Bequemlichkeit); Wartezeiten an den Geräten gehören von nun an der Vergangenheit an – Sie sind das einzige Mitglied Ihres Heimstudios (Kontrolle); keine Unterbrechungen oder Ablenkungen – Sie stellen einfach den Anrufbeantworter an und die Türklingel ab (Konzentration); keine jahrelangen Mitgliedschaften oder monatlichen Zahlungen – Sie kaufen Ihre Ausrüstung nur einmal und benutzen sie, wann immer Sie wollen. Die Geräte halten buchstäblich ein Leben lang, und mit den eingesparten Beiträgen lassen sich andere Wünsche verwirklichen (Kosten).

In den ersten drei Kapiteln dieses Buchs wird der Aufbau eines Heimstudios behandelt, mit vielen Tips zur bestmöglichen Nutzung Ihres Home Gyms. Hier finden Sie alles, vom Einkauf des grundlegenden Trainingsgeräts bis hin zu Erweiterungen, die Ihnen helfen, zu Hause eine höchst produktive Trainingsatmosphäre zu schaffen.

»Na schön,« werden Sie jetzt vielleicht denken, »aber welche Resultate kann ich erwarten? Lassen sich in einem Heimstudio echte Muskelzuwächse erzielen?« Absolut! Sie können zu Hause *wirklich* harte Muskeln und viel Kraft aufbauen – in den meisten Fällen besser und schneller als in jedem kommerziellen Fitness-Studio. Fragen Sie einmal Kraftsportler wie John Grimek, Bill Pearl und Franco Columbo. Diese großartigen Bodybuilder haben jeweils über lange Zeiträume zu Hause trainiert und dabei spektakuläre Aufbauerfolge erzielt.

Im Fitness-Bereich ist Jack LaLanne berüchtigt für sein schweißtreibendes Training im Heimstudio. Im Kampfsport war Bruce Lee ein großer Befürworter des Heimtrainings; um seinen Körper in Form und seine Technik in Schuß zu halten, schwört auch Chuck Norris auf Krafttraining zu Hause. Wenn Sie das Fitness-Studio nicht völlig aufgeben möchten, treten Sie doch einfach in Lou »Hulk« Ferrignos Fußstapfen und nehmen sich von beidem das Beste: Bleiben Sie Mitglied in einem guten kommerziellen Studio, und richten Sie sich parallel dazu eine Trainingsmöglichkeit zu Hause ein. So entscheiden Sie nach Lust und Laune, wo, wann und wie Sie trainieren. Sicher, ein Heimstudio ist mit einigen Einschränkungen verbunden, das wird jeder dieser Champions zugeben. Ohne all die Zugstationen und komplizierten Maschinen müssen Sie natürlich einfallsreicher und innovativer sein, um die bestmöglichen Resultate zu erreichen. Diese Kreativität macht aber auch den Reiz des Heimtrainings aus. Für eine erfolgversprechende Trainingseinheit müssen Sie lediglich Ihre grauen Zellen kurz bemühen: neue Übungen, eine andere Drehung des Handgelenks hier, ein weiterer Griff dort, eine neue Intensitätstechnik usw. Diese mentale Herausforderung macht das Heimtraining erheblich interessanter, effektiver und befriedigender.

Ab Kapitel 4 des Buches erfahren Sie alles darüber, wie Sie das Training in den eigenen vier Wänden optimieren können. Hier wird aufgeräumt mit weitverbreiteten Fehlinformationen, Vorurteilen und unsinnigen Behauptungen, die das Training mit Gewichten um so vieles komplexer erscheinen lassen, als es wirklich ist. Statt dessen geht es geradeheraus zur Sache – mit Logik und Fakten, die für sich sprechen. Ganz gleich, was Ihnen die vielen selbsternannten »Experten« weismachen wollen: Effektives Bodybuilding ist nicht schwierig.

Viele Kraftsportprodukte und Trainingssysteme dienen vor allem einem Zweck: Die Brieftaschen derer zu füllen, die sie anbieten. Und je komplexer die Geschichte wird, desto mehr sind Sie auf den teuren Rat der »Experten« angewiesen. Das muß alles nicht sein! Bodybuilding ist ein relativ einfaches Unterfangen, Sie müssen allerdings die Grundlagen verstehen und auf Ihrem Standpunkt beharren können, wenn widersprechende Meinungen der simplen Logik zusetzen oder Ihre eigene Ungeduld Sie quält. Wenn Sie sich an die durch dieses Buches vermittelten Richtlinien halten, wird sowohl der Anfänger als auch der fortgeschrittene Bodybuilder schon von den ersten Trainingseinheiten an die Erfolge am eigenen Leib verspüren. Gleich einem Jet im Steigflug werden Sie Ihr genetisches Potential voll ausschöpfen – sofern das Ihr Ziel ist.

Wenn Sie noch nie zuvor Gewichte gehoben haben, werden Ihnen die Ratschläge im HOME GYM HANDBUCH den langen Weg von Versuch und Irrtum wesentlich verkürzen – so verschwenden Sie keine Zeit im Anfangsstadium Ihres Trainings. Folgen Sie den Hinweisen, nehmen Sie so schnell zu, wie nur eben möglich und ersparen sich das bittere Gefühl später Einsicht. Als Anfänger möchten Sie sich vielleicht erst einmal mit den Fachausdrücken und der Durchführung der Übungen vertraut machen. Die Übungsbeschreibungen in Anhang B werden Ihnen dabei helfen.

Dem Bodybuilder, der schon auf einige Trainingserfahrung zurückblicken kann, soll dieses Buch ein Ansporn sein: Es führt ihn geradewegs auf die Straße des Erfolges zurück. Sie finden im HOME GYM HANDBUCH eines der besten Trainingssysteme überhaupt – das Belastungspositions (BP)-Programm – und einen phasenorientierten Trainingsplan. Eine unschlagbare Kombination, wenn Sie in kürzester Zeit einen maximalen Massezuwachs erzielen wollen.

Dieses Buch enthält außerdem ein eigenes Kapitel für den Athleten, der seine Leistungen in Disziplinen außerhalb des reinen Kraftsports steigern will. Wenn Sie eine andere Sportart favorisieren und den Gedanken hegen, durch Gewichttraining Ihre Leistungen in neue Höhen zu katapultieren, kann ich Ihnen schon jetzt versichern, daß Bodybuilding Ihre Schnelligkeit und Kraft deutlich weiterentwickeln wird und dabei nur einen kleinen Teil Ihrer wöchentlichen Trainingszeit in Anspruch nimmt. Eine letzte Anmerkung: Denken Sie beim Lesen bitte immer daran, daß dies kein »Kochbuch« ist. Sicher, es werden Trainingstechniken und -methoden beschrieben, aber sie sind nicht in Stein gemeißelt. Wenn Ihnen einer der aufgeführten Trainingspläne nicht den gewünschten Erfolg bringt, zögern Sie nicht, das Programm ein wenig zu verändern – weichen Sie aber nicht zu weit von den grundlegenden Prinzipien ab. So vermeiden Sie das fruchtlose »Versuch-und-Irrtum«-Spielchen und der Erfolg bleibt Ihnen treu.

Sie werden schnell feststellen, daß Sie in Ihrem Heimstudio nach Belieben bis an die Grenzen Ihres physischen Potentials vorstoßen können, ohne wertvolle Zeit zu verschenken. Jeder, der sich mit Fitness beschäftigt, sollte zumindest eine Grundausrüstung im Heimstudio haben. Dabei macht es keinen Unterschied, ob Sie als Hardcore-Bodybuilder an Masse zulegen wollen, als Angestellter einen sportlichen Körperbau anstreben oder als Betreiber einer anderen Sportart einen Ausgleich suchen. Wenn Sie von mehr Kraft, Muskelmasse oder vielleicht nur von einem bewundernswerten Körper träumen, ist ein Heimstudio *das* effektivste Werkzeug, mit dem auch die hochgestecktesten Ziele in greifbare Nähe rücken.

Das war auch schon die ganze Einleitung. Begeben wir uns nun an den Aufbau Ihres Heimstudios und Ihres Körpers.

*

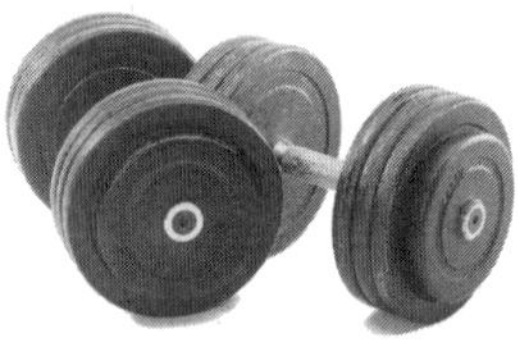

1 Funktionelles Trainingsgerät

Am Anfang unseres Jahrhunderts diente ein Athlet namens Heinrich Steinborn in der Kriegsmarine des damaligen deutschen Kaiserreiches. Im Verlauf des ersten Weltkriegs wurde sein Schiff vor Australien aufgebracht und dort in einen Hafen geschleppt. Während seiner Gefangenschaft konnte Steinborn nicht viel mehr tun, als regelmäßig seinen Körper zu trainieren. Er wuchs schnell über die vorhandenen Möglichkeiten hinaus, und es sollte nicht lange dauern, bis er schwerere Gewichte benötigte.

Während er über seine Zwangslage nachdachte, kam ihm zu Ohren, daß im Zuge einer Landerschließung einige Bäume in der Nähe gefällt werden sollten. Das brachte den findigen Deutschen auf eine Idee. Er erhielt die Erlaubnis, zwei mächtige Holzscheiben auszuwählen, die annähernd gleich schwer waren. Indem er sie an beiden Enden einer Stange befestigte, erhielt er eine schwere Hantel. Während seines Aufenthalts in Australien machte Heinrich Steinborn von diesem primitiven Gerät reichlich Gebrauch und wurde bald der stärkste Mann weit und breit. Die meisten anderen Männer konnten diese Hantel nicht einmal bewegen, geschweige denn heben. Später zog es den Deutschen nach Amerika, wo er mit legendären Kraftakten unter dem Namen »Milo« Steinborn berühmt wurde. Nie hat er die selbstgemachte australische Hantel vergessen. Dieses Gerät nahm einen besonderen Platz in seinem Herzen ein, weil es ihm ermöglicht hatte, auch unter widrigen Umständen an seinem Training festzuhalten und blieb für ihn stets ein Symbol für Einfallsreichtum und Stärke.

Heutzutage haben wir es einfacher. Für ein vernünftiges Training müssen wir unsere Hanteln nicht mehr – wie einst Milo – aus Holzklötzen zusammenbauen. Als eine Folge der wachsenden Popularität des Gewichttrainings begann das Angebot von Heimtrainingsgeräten in den Sportgeschäften nur so überzuquellen. Von der einfachen Kurz- oder Langhantel und einer Bank bis hin zu ganzen Maschinenparks, kompletten Hantelsätzen und Zuggeräten gibt es heute alles zu kaufen. Aber lassen wir all das erst einmal beiseite und konzentrieren uns auf die notwendige Grundausrüstung, welche Ihnen großartige Trainingseinheiten über Ihre gesamte Bodybuildingkarriere garantiert und die sich bei Bedarf jederzeit durch sinnvolle Erweiterungen ausbauen läßt.

Grundsätzliche Anforderungen an das Gerät

Platz: Zunächst müssen Sie Raum schaffen für Ihr Heimstudio, vielleicht im Keller, in der Garage, auf dem Dachboden oder in einer Ecke Ihres Schlafzimmers. Etwa zwei mal zwei Meter sollten Sie schon zur Verfügung haben; drei mal drei wären allerdings besser. Sie haben dann mehr Bewegungsfreiheit und können später zusätzliche Geräte besser unterbringen. Teppich oder Gummiboden müssen nicht sein, schützen aber den Boden und das Gerät und reduzieren den Geräuschpegel beim Training.

Grundausstattung an Gewichten: Als nächstes brauchen Sie einen stabilen 50 Kilo-Satz Gewichte, am besten aus Metall und mit einem Gummiüberzug. Meiden Sie aber Plastikgewichte, die mit Wasser oder Sand gefüllt werden. Diese mögen anfangs billiger sein, gehen aber schnell zu Bruch, während Hantelscheiben aus Metall ein Leben lang halten. Wenn Sie in einer Mietwohnung leben, erweisen Sie Ihren Nachbarn einen Gefallen und kaufen Sie gummi-ummantelte Scheiben, die auf der Stange nicht klappern oder klirren.

Zusätzliche Gewichte: Vielleicht möchten Sie Ihre Grundausstattung gleich oder später durch weitere Gewichte ergänzen. Kaufen Sie sich am besten vier 10 Kilo-Scheiben. Sie verfügen dann über 90 Kilo, genug für fast alle Übungen – zumindest bis Ihre Kraft herkulische Dimensionen errreicht.

Bank: Sie brauchen eine gute, stabile, verstellbare Bank. Die Rückenlehne sollte sich schräg fixieren lassen, auch Ablagen für die Hantelstange müssen vorhanden sein, sofern Sie nicht über ein Power-Rack oder ähnliches verfügen (hierzu mehr in Kapitel 3). Die Bank sollte so stabil sein, daß sie selbst schwere Gewichte sicher trägt.

Wichtig: Testen Sie Ihre Ausrüstung, besonders die Bank, vor dem Kauf gründlich. Sie müssen nicht unbedingt ein komplettes Training im Verkaufsraum durchführen, doch sollten Sie einige wichtige Bewegungen ausführen und die kritischen Stellen der Konstruktion auf Stabilität prüfen. Ein guter Test ist, sich auf die Bank zu stellen und das Körpergewicht in alle Richtungen leicht zu verlagern. Gehen Sie dabei aber umsichtig vor; sie könnten unangenehm überrascht werden. Wenn es den Anschein hat, als könne die Bank jeden Moment zusammenbrechen, sollten Sie weiter suchen. Prüfen Sie die Bank neben den Sicherheitsmerkmalen auch auf eine gute Polsterung und ausreichende Breite. Es gibt nichts Ärgerlicheres, als bei einem Satz schweren Bankdrückens plötzlich abgelenkt zu werden, wenn die scharfen Kanten einer schlecht konstruierten Bank in die Schulterblätter drücken.

Bestimmt werden Sie auch eine Beinstreck/Beinbeuge-Einrichtung an Ihrer Bank gebrauchen können. Sie werden sie am Anfang nicht so oft benutzen, aber wenn Sie erst weiter fortgeschritten sind, können Sie Ihre Beinübungen damit leichter variieren und Monotonie im Training vermeiden. Testen Sie auch diese Ergänzung auf Komfort und Stabilität, bevor Sie Ihr schwer verdientes Geld dafür hinblättern.

Wadenblock: Für das Training der Unterschenkel benötigen Sie unbedingt einen hohen Wadenblock. Solch ein Gerät ist schnell zusammengezimmert: Nageln Sie einfach einen etwa 15 Zentimeter hohen Holzblock mit einer Kantenlänge von gut 30 Zentimetern mittig auf eine stabile, 70 x 70 cm große Spanplatte, die später auf dem Boden aufliegen soll. Mit einer schweren Kurzhantel und einer Stütze (Ihrer Trainingsbank oder der Wand) sind Sie bestens gerüstet für Wadenheben auf einem Bein, eine der besten Wadenübungen überhaupt.

Klimmzugstange: Ein ausgesprochen nützliches Gerät ist die Klimmzugstange. Ohne eine Zugmaschine bietet sie die einzige Möglichkeit, die großen Rückenmuskeln über Kopf zu trainieren. Viele Sportgeschäfte bieten Klimmzugstangen an, die sich in den Türrahmen spreizen lassen. Diese Version empfiehlt sich für Ihr Heimstudio, sofern Sie über eine ausreichend breite Tür verfügen

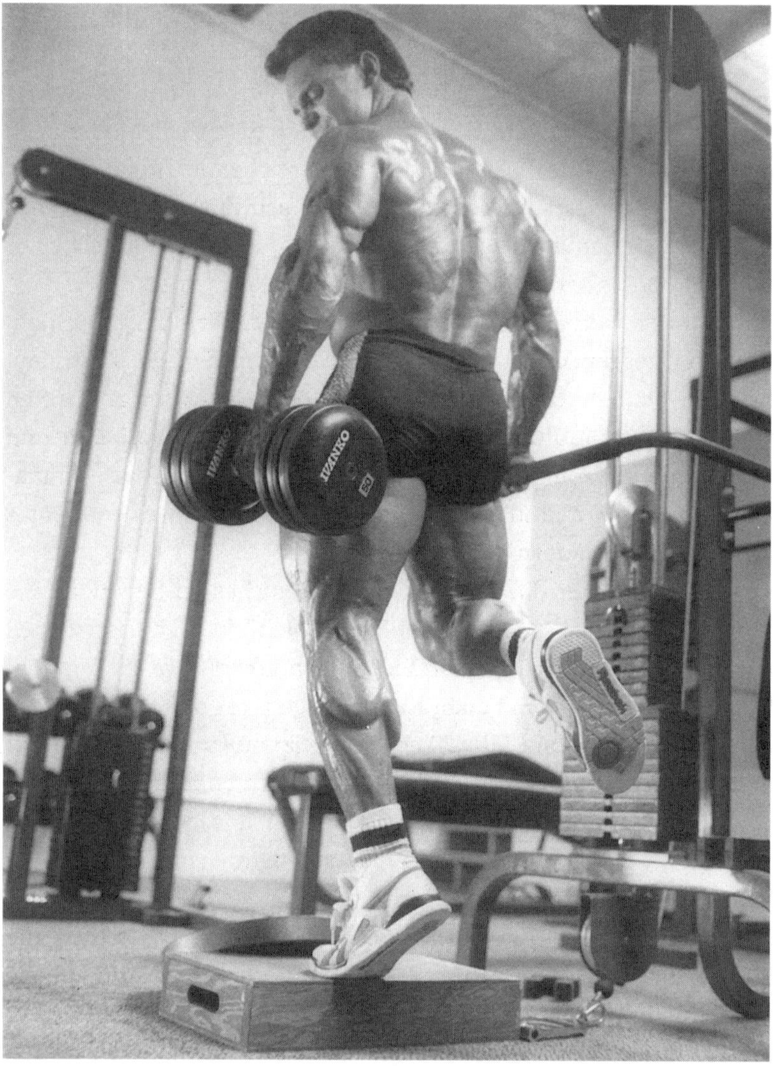

Rich Gaspari nutzt den Wadenblock für ein hartes Training der Wadenmuskulatur. 15 cm Höhe garantieren eine gute Dehnung.

können. Eine solche Stange beansprucht auch nicht so viel Raum wie ein freistehendes Hochreck. Bevor Sie aber eine Klimmzugstange kaufen, sollten Sie Ihre Bank, oder die, die Sie zu kaufen gedenken, noch einmal genauer betrachten. Bei den meisten guten Bänken stehen die Hantelablagen weit genug auseinander und sind auch in der Höhe derart einstellbar, daß Sie eine Hantelstange darüber legen und so Klimmzüge mit angezogenen Beinen ausführen können. Diese Methode ist gar nicht so übel, wie sie vielleicht klingen mag. Obwohl Ihre Füße dabei auf dem Boden bleiben, können Sie den Rücken sehr effektiv trainieren.

Accessoires: Als nächstes stehen ein Gürtel zur Stütze des unteren Rückens bei schweren Übungen, Handschuhe zum Schutz vor Schwielen und ein Gewichtgürtel für zusätzliches Gewicht bei Übungen wie Klimmzügen, Dips und Wadenheben auf Ihrer Einkaufsliste. Letzterer besteht aus einem etwa 60 Zentimeter langen Lederstreifen, gut 15 cm breit, an dessen Enden eine stabile, verstellbare Kette eingehängt wird. Für das Heimstudio noch besser geeignet als ein herkömmlicher Gewichtgürtel ist der von Dr. Randall Strossen nach alten Plänen entwickelte Hüftgürtel für schwere Kniebeugen ohne Partner. Mit diesem breiten, gepolsterten Gürtel lassen sich nicht nur Kniebeugen allein sicher ausführen, er kann auch als komfortabler Gewichtgürtel dienen bei Dips, Klimmzügen oder Wadenheben mit Zusatzgewicht (siehe hierzu Seite 170).

Vielleicht überlegen Sie schon jetzt, wie Sie all diese Anschaffungen tätigen können, ohne tief in die roten Zahlen zu rutschen. Wenn Sie jedoch alles einmal nachrechnen, werden Sie schnell feststellen, daß die komplette Einrichtung Ihres Heimstudios Sie gar nicht so teuer zu stehen kommt. Im Gegenteil: Wenn Sie alle Angebote gründlich prüfen und preisbewußt einkaufen, rechnet sich ein Heimstudio durchaus. Statt eine komplette neue Ausrüstung zu kaufen, können Sie auch in einer Zeitung eine »Suche...«-Anzeige schalten. Möglicherweise finden Sie jemanden, der seine Geräte verkaufen will.

Ein letzter Punkt: Wenn Sie Ihre Ausrüstung auf dem Postweg bestellen möchten – eine oft genutzte Gelegenheit, Geld zu sparen – achten Sie bitte darauf, bei renommierten Firmen zu kaufen. Wenn Sie bei No-Name Herstellern ordern, kann das leicht ins Auge gehen. Nachfolgend finden Sie eine Auflistung der wichtigsten Ausrüstungsgegenstände für Ihr Heimstudio:

Checkliste für Ihr Heimstudio

- 3 x 3 Meter freie Fläche (oder wenigstens 2 x 2 Meter)
- 50 Kilo Lang-/Kurzhantelsatz (wenn möglich gummiummantelt)
- Zusatzgewicht (4 x 10 Kilo, optional für Frauen)
- eine komfortable, einstellbare Bank mit Hantelablage und Beinstreck-/Beinbeugeeinrichtung
- ein Wadenblock
- eine Klimmzugstange (optional für Frauen)
- Gewichthebergürtel
- Gewichtheberhandschuhe
- Gewichtgürtel (optional für Frauen)

Mit dieser Ausrüstung sind Sie in der Lage, eine schier unendliche Zahl muskelaufbauender Übungen durchzuführen. Von Kapitel 4 an werde ich Ihnen Trainingspläne und -programme präsentieren, die Sie schneller wachsen lassen, als Sie den Namen »Schwarzenegger« buchstabieren können; aber lassen Sie uns zunächst die Produktivität Ihres Heimstudios steigern.

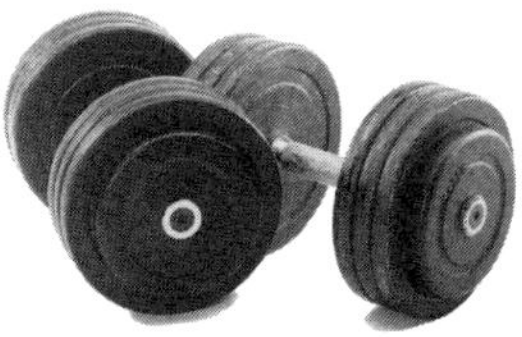

2 Hausgemachte Produktivität

Jeder, der Krafttraining betreibt, egal ob Heimstudio-Enthusiast oder Mitglied eines kommerziellen Fitness-Studios, strebt nach größtmöglicher Produktivität – dem Kern von Trainingseffizienz. Maximale Trainingsproduktivität hängt stark von der Umgebung ab. Wer zu Hause trainiert, verfügt über den großen Vorteil, diese wichtige Komponente des Krafttrainings in jeder Hinsicht kontrollieren zu können.

In den eigenen vier Wänden sind Sie der Boss und können eine Atmosphäre, die Sie am besten motiviert, selbst kreieren: Engagieren Sie Go-Go-Girls, Live-Musiker, stellen Sie Lichtorgeln und Nebelmaschinen auf... Diese Aufzählung ist natürlich praxisfern, daher gehen wir auch nicht weiter darauf ein. Doch der Gedanke dahinter sollte klar geworden sein: Sie sitzen am Kontrollhebel.

Lassen Sie uns über einige Vorschläge nachdenken, welche die Produktivität Ihres Heimtrainings durch diese Kontrollmöglichkeit entscheidend verbessern können.

Produktives Handwerkszeug

Das Trainingslog: Um größtmöglichen Muskel- und Kraftzuwachs innerhalb kürzester Zeit zu erreichen, müssen Sie clever trainieren. Daher sollten Sie Ihr Training in einer Art Tagebuch protokollieren, um Ihre Fortschritte zu überwachen. Das ist einfach eine Frage der Effizienz.

Es spielt keine Rolle, ob Sie durch die Aussicht auf gigantische Muskelberge oder bessere Leistungen in anderen Sportarten zu den Hanteln geführt worden sind, Sie sollten sich stets als Forscher betrachten, der nach den produktivsten Trainingsmethoden sucht. Und welcher Forscher vernachlässigt schon die Aufzeichnung der gewonnenen Daten? Ohne präzise Daten wird aus jedem wissenschaftlichen Experiment ein unvorhersehbares Unterfangen mit tausend Fallstricken und verschwendeter Zeit. Genau das wollen wir von vornherein ausschließen. Solide Argumente, die für ein Trainingslog sprechen, sind schnell zur Hand:

Trainingsübersicht: In einem Trainingstagebuch notieren Sie die Anzahl der Sätze und Wiederholungen, sowie das verwendete Gewicht für jede Trainingseinheit. Das gibt Ihnen einen genauen Überblick darüber, ob Sie kontinuierliche Fortschritte machen oder auf der Stelle treten. Sie blättern einfach durch die Seiten und erkennen sehr schnell, was funktioniert und was nicht.

Wenn Sie nach zwei Monaten zurückblättern und feststellen, daß Sie bei fast jeder Übung immer noch mit dem gleichen Gewicht arbeiten, stimmt definitiv etwas nicht. Vielleicht ist es an der Zeit, Übungen auszutauschen oder eine Trainingspause einzulegen. Ohne Ihr Trainingslog hätten Sie vielleicht noch weitere zwei Monate trainiert, bevor Ihnen etwas aufgefallen wäre.

Zielsetzung: Das Trainingstagebuch kann auch dazu dienen, sich Ziele zu setzen. Kurz bevor Sie zu Bett gehen, könnten Sie noch einen Blick in Ihr Trainingslog werfen, um die Fortschritte der letzten Trainingseinheit im Vergleich zur vorletzten zu überprüfen. Dann verankern Sie die Ziele für das nächste Training im Unterbewußtsein und markieren jene Übungen, bei denen Sie das Gewicht steigern wollen.

Motivationshilfe: Das Trainingstagebuch ist nicht nur eine verläßliche Informationsquelle und ein Werkzeug zur Zielsetzung für das nächste Training – es kann auch starke psychologische Unterstützung bieten. Stellen Sie sich nur vor, Sie bereiteten sich gerade auf einen Satz Kniebeugen vor. Nun schauen Sie in die Aufzeichnungen des letzten Trainings. Wieviele Wiederholungen haben Sie geschafft? Vielleicht waren es 8 x 100 (acht Wiederholungen mit 100 Kilo Gewicht). Das bringt Sie richtig in Fahrt, und Sie nehmen sich fest vor, diesmal mindestens 9 Wiederholungen sauber zu Ende zu bringen. Dieses psychische »Anheizen« führt oft zu neuen Ebenen der Intensität und ist ein idealer Reiz für stärkeres Muskelwachstum. Versuchen Sie stets, die Gesamtzahl der Wiederholungen im Vergleich zur letzten Trainingseinheit zu steigern. Das Trainingslog wird Ihnen dabei eine wertvolle Hilfe sein.

Ein Trainingsbuch zu führen, ist wirklich nicht schwer. Sie sollten Ihre Aufzeichnungen so simpel wie möglich halten und sich auf die wesentlichen Daten beschränken.*

---

* Ein Stenoblock reicht eigentlich aus. Für jene Leute, die es lieber etwas feiner hätten: Novagenics bietet auch ein spezielles Trainingstagebuch (Trainingslog, DM 21.80) an. Eine vorgefertigte Maske und optimale Seitenaufteilung erlauben, alle wichtigen Daten innerhalb kürzester Zeit übersichtlich einzutragen (siehe Abbildung auf der nächsten Seite).

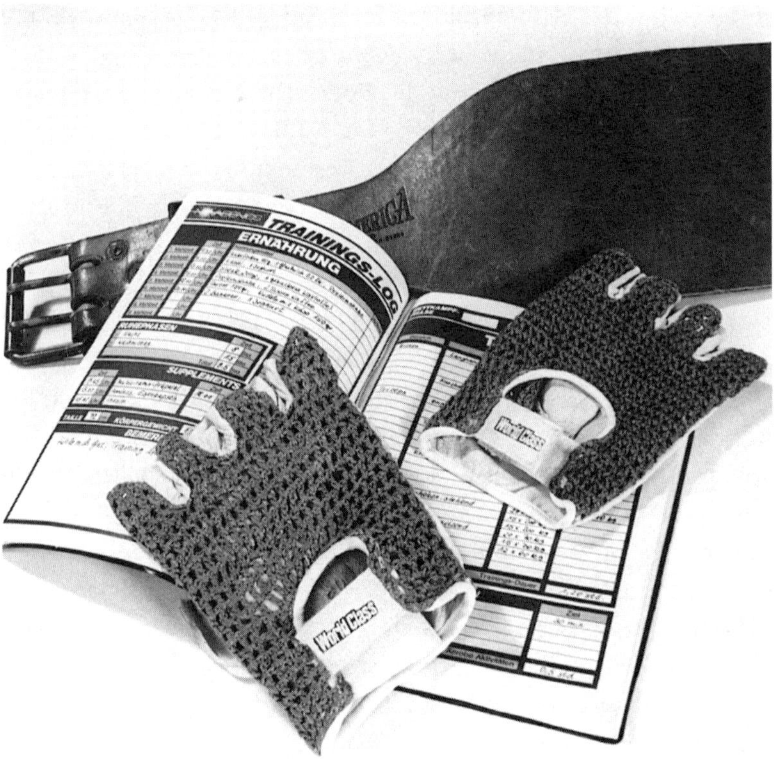

Das Trainings-Tagebuch (hier das Novagenics Trainingslog) ist ein unverzichtbares Werkzeug zur Steigerung von Trainingsproduktivität und Motivation.

Auf der gegenüberliegenden Seite nun ein Beispiel, wie Ihre Eintragungen aussehen könnten. Beachten Sie bitte, daß das Gewicht für Kniebeugen auf einem Bein am 17.1. erhöht wurde, weil der Trainierende am 12.1 eine hohe Wiederholungszahl (15) erreicht hat. Gleiches gilt für Kreuzheben mit gestreckten Beinen und Wadenheben auf einem Bein. Bei den Sissy-Kniebeugen dagegen

Datum:		01.01.	04.01.	09.01.	12.01.	17.01.
Kniebeuge auf einem Bein	Satz 1	10 x 5 kg	12 x 5 kg	14 x 5 kg	15 x 5 kg	10 x10 kg
	Satz 2	9 x 5	10 x 5	10 x 5	13 x 5	9 x 10
Sissy-Kniebeugen		10 x 7,5	12 x 7,5	13 x 7,5	14 x 7,5	14 x 7,5
		10 x 7,5	9 x 7,5	10 x 7,5	11 x 7,5	11 x 7,5
Kreuzheben mit gestreckten Beinen		11 x 50	11 x 50	13 x 50	15 x 50	11 x 55
		10 x 50	9 x 50	11 x 50	13 x 50	10 x 55
Wadenheben auf einem Bein		17 x 10	17 x 10	18 x 10	20 x 10	16 x 12,5
		15 x 10	14 x 10	16 x 10	17 x 10	14 x 12,5

wurden die 15 Wiederholungen noch nicht erreicht; das Gewicht bleibt unverändert. Mehr über Wiederholungszahlen bei den einzelnen Übungen ab Kapitel 4 dieses Buches.

Geräte- und Zubehörregal: Ein kleines Wandregal im Bereich des Heimstudios erlaubt Ihnen, das gesamte Trainingszubehör ordentlich zu verstauen. Hier können Sie Gewichthebergürtel, Handschuhe, Nackenband, ein sauberes Handtuch und Bandagen unterbringen. Jetzt müssen Sie nicht mehr das ganze Gerät von einer Ecke in die andere tragen, nur um einen verschwundenen Handschuh zu finden. Auch das lästige Umräumen auf der Suche nach Ihrem Gewichthebergürtel (der mit Sicherheit unter der letzten großen Hantelscheibe liegt, die Sie umdrehen) gehört jetzt der Vergangenheit an. Eine geordnete Umgebung erhöht Ihre Trainingsproduktivität garantiert.

Uhr: Wenn Sie gerade erst mit dem Training beginnen, genügt es vollauf, einen Satz durchzuführen und dann so lange zu pausieren, bis Sie das Gefühl haben, weitermachen zu können. Nach ein oder zwei Monaten aber sollten Sie dazu übergehen, die Zeit zwischen zwei Sätzen zu verkürzen. Und was wäre dazu besser geeignet als eine große Wanduhr mit Sekundenzeiger oder zumindestet eine Armbanduhr mit Stop-Funktion?

Für die meisten Leute ist eine Pause von 45 Sekunden genau das Richtige. In dieser Zeit können die Muskeln eines trainierten Athleten neuen Sauerstoff aufnehmen und einen Teil der Milchsäure abbauen, die bei anaerobem Training (Krafttraining ist überwiegend anaerob) anfällt. Sicher werden Sie ein paar Wochen brauchen, bis Sie mit dieser Zeitspanne auskommen, aber wenn Sie sich erst einmal daran gewöhnt haben, wird Ihr Training schneller und produktiver. Wichtig: Bei Übungen, die viele Muskeln gleichzeitig beanspruchen – komplexe Bewegungen wie Kreuzheben oder Kniebeugen – braucht es in der Regel etwas mehr Zeit, weil der Sauerstoffbedarf größer ist.

Pinwand: Ob Sie es glauben oder nicht, aber eine Pinwand zählt zum wichtigsten Zubehör des Heimstudios, weil sie den bedeutendsten Teil Ihres Körpers stimuliert – das Gehirn. Als erstes gehört ein Bild mit exakt dem Körper, den Sie gern hätten, an dieses Schwarze Brett. Pflastern Sie nicht die ganze Pinwand mit entsprechenden Abbildungen zu, das überreizt nur Ihre Sinne. Zwei oder drei gute Photos reichen aus; Sie können diese ja öfter auswechseln.

Als nächstes sollten Ihre persönlichen Ziele am schwarzen Brett erscheinen. Auch hier gilt: Weniger ist mehr! Vorgaben wie »ein Körperbau, der selbst Arnold Schwarzenegger einen Schrecken einjagt« sind sicher wenig realistisch. Versuchen Sie es besser mit »40 Zentimeter Oberarmumfang«, »100 Kilo im Bandrücken« oder »eine gut sichtbare Bauchmuskulatur im Sommer«. Diese Ziele werden Ihnen helfen, das Unterbewußtsein zu programmieren und zu erreichen, was Sie jeden Tag vor Augen haben. Zu guter Letzt sollte ein schönes Photo von Ihnen, am Strand oder am Pool aufgenommen, nicht fehlen. Direkt neben das Bild mit Ihrer Zielvorstellung geheftet, wird es Sie optimal inspirieren. Vergleichen Sie, ohne zu verzweifeln, und stürzen Sie an die Hanteln!

Großer Spiegel: Ein preiswerter Spiegel, groß genug, daß Sie Ihren ganzen Körper darin sehen können, wird Ihnen nicht nur ermöglichen, die korrekte Ausführung der Übungen zu überprüfen, sondern auch Ihre Motivation erheblich steigern, wenn Sie während des Trainings sehen können, wie die Muskeln arbeiten und sich mit Blut füllen. Stellen Sie den Spiegel so auf, daß Sie sich bei den meisten Bewegungen gut beobachten können. Sie werden überrascht sein, was es für ein Ansporn sein kann, sich selbst »in Aktion« zu sehen.

Denken Sie stets daran: Gute Organisation fördert die Produktivität, und Produktivität im Heimstudio bedeutet mehr Muskelmasse und Kraft bei geringerem Zeitaufwand. Sie müssen sich nicht in Felix Unger aus der TV-Serie »Männerwirtschaft« verwandeln, doch wenn Sie das Heimstudio in Ordnung halten, verbessern Sie Ihre Aussichten auf einen schnellen Muskelzuwachs ganz enorm.

Produktivitäts-Checkliste

- Trainingstagebuch
- Zubehörregal
- Uhr
- Pinwand
- Spiegel

*

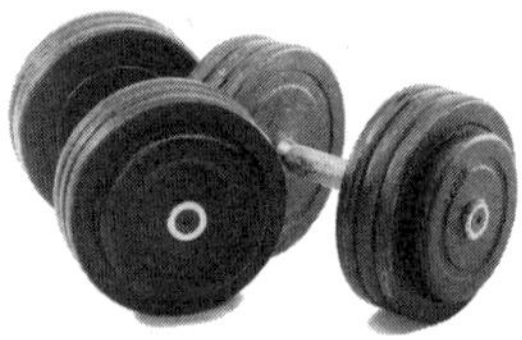

3 Erweiterungen: Zusätzliches Gerät

Alle Bodybuilder sind auf der Suche nach schnellen Lösungen – jenen Zauberkunststückchen, welche die Muskeln quasi über Nacht wachsen lassen. Natürlich gibt es auch jede Menge Produkte, die vorgeben, dieses Bedürfnis zu erfüllen. Blättern Sie nur einmal durch ein Kraftsportmagazin, und Sie werden eine Vielzahl von Anzeigen finden, die »garantierten Muskelzuwachs« versprechen, angefangen von filigranen Geräten selbst für die kleinsten Muskeln bis hin zu Maschinen für den ganzen Körper. Selbstverständlich hat alles seinen Preis. Die Frage ist nur, was davon können Sie wirklich gebrauchen?

Lassen Sie uns eines gleich klarstellen: Nichts schlägt den guten alten Kurz- und Langhantelsatz. Vergessen Sie das Gros der komplizierten Geräte, die in den höchsten Tönen angepriesen werden.

Die meisten eignen sich besser dazu, Ihr Bankkonto zu erleichtern, als harte Muskeln aufzubauen. Wenn Sie also durch die Sportgeschäfte schlendern, sollten Sie immer daran denken, zur Verbesserung der Effizienz Ihre Grundausrüstung durch neue Gewichtsscheiben und Hantelstangen zu ergänzen. So komplettieren Sie gleichermaßen Ihr Heimstudio und Ihren Körper. Vergessen Sie nicht, daß jede Erweiterung Ihres Studios mit sinnvollem Gerät Ihrem Enthusiasmus Flügel verleihen wird und so Ihre Trainingsmotivation steigert.

Hier nun eine Beschreibung von optionalem Zubehör, das die in Kapitel 1 beschriebene Grundausrüstung sinnvoll ergänzt – falls Ihr Budget dies erlaubt. Wenn Sie gerade mit dem Training beginnen oder erst seit kurzer Zeit trainieren, benötigen Sie keines dieser Geräte wirklich dringend – die Grundausstattung reicht völlig aus. Andererseits: Sollten Sie schon für ein schweres Fortgeschrittenen-Training bereit sein, werden Sie die meisten der im folgenden beschriebenen Ergänzungen gut gebrauchen können.

SZ-Hantelstange: Diese gebogene Hantelstange schont vor allem die Handgelenke. Wenn Ihnen Langhantel-Curls Schmerzen in den Handgelenken bereiten, kann eine SZ-Stange wahre Wunder bewirken. Doch die SZ-Stange eignet sich nicht nur für das Bizepstraining. Der enge Griff in der Mitte der SZ-Stange belastet auch alle Köpfe des Trizeps optimal und sorgt für einen schnellen Massezuwachs der Muskeln des hinteren Oberarms.

Die SZ-Stange ist etwas kürzer als eine normale Langhantelstange und erlaubt Ihnen eine bessere Kontrolle des Gewichts bei engem Griff, im Gegensatz zur normalen Stange, bei der Probleme mit der Balance auftreten können. Bessere Kontrolle bedeutet immer auch mehr Trainingsgewicht, und das wiederum garantiert mehr Muskelwachstum.

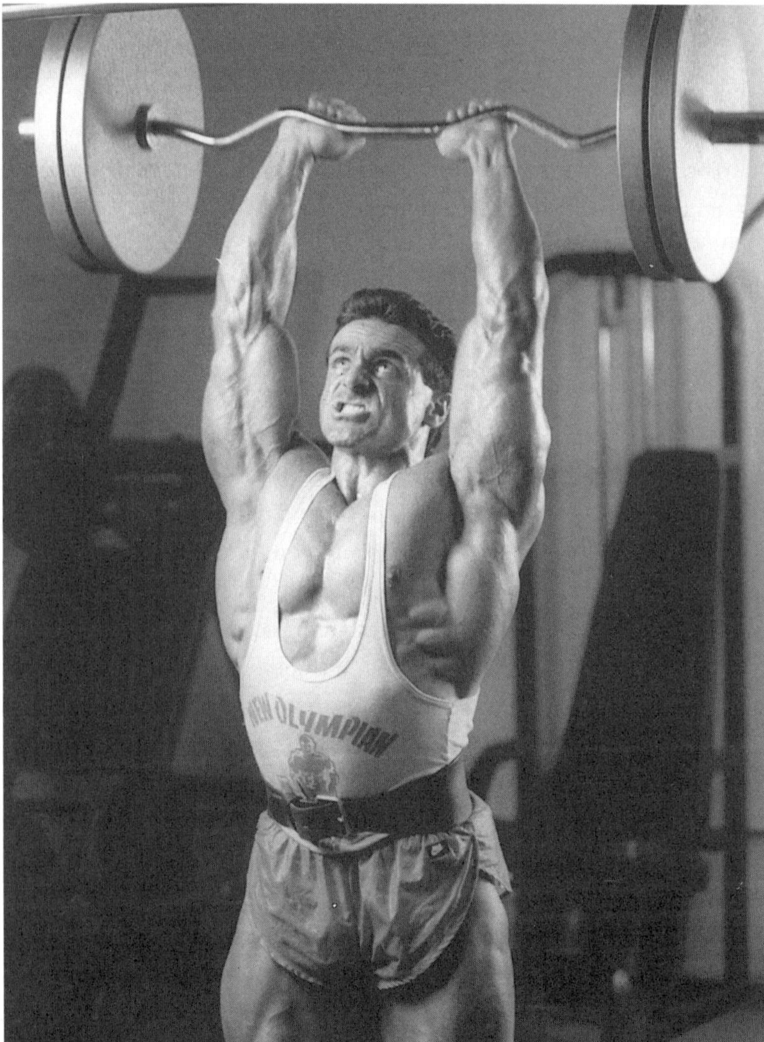

John Terelli schwört auf eine SZ-Stange zur optimalen Belastung der Trizepse, Bizepse und Unterarme.

Zusätzliche Gewichtsscheiben: Wenn Sie kräftiger werden, brauchen Sie mehr Gewicht, um weitere Zuwächse zu erzielen. Vier neue Scheiben à 10 Kilo (oder zwei 20er), sowie je zwei bis acht 5er, 2,5er und 1,25er Scheiben sollten reichen. Je nachdem, wie stark Sie bereits geworden sind, oder im Hinblick auf die Hanteln, deren Gewichte Sie vielleicht nicht jedesmal ändern möchten, benötigen Sie vielleicht noch mehr (oder weniger) neue Hantelscheiben.

Zusätzliche Kurzhantelstangen: Das ständige Herunternehmen oder Hinzufügen von Gewichtsscheiben auf die Hantelstangen verlängert Ihre Trainingszeit und vermindert so die Produktivität. Um das zu vermeiden, können Sie zwei oder drei zusätzliche Paare Kurzhantelstangen kaufen und diese mit häufig benutzten Gewichten bestücken. In kommerziellen Studios sind zumeist die Kurzhanteln zwischen 12 und 25 Kilo in Gebrauch, doch Sie sollten sich bei den »festen« Hanteln danach richten, welche Gewichte Sie oft benötigen. Wenn Sie schon einige Monate trainiert haben, brauchen Sie nur in Ihr Trainingslog zu schauen, und Sie werden schnell feststellen, welche Kurzhanteln Sie immer wieder einsetzen. Diese sollten stets griffbereit liegen, dann können Sie Ihre Trainingszeit effizienter nutzen.

Langhantelstange: Das Gleiche gilt natürlich auch für die Langhanteln. Kaufen Sie eine weitere Stange und beladen Sie diese mit einem sinnvollen Grundgewicht. Auch hier können Sie Ihr Trainingsbuch zu Rate ziehen.

Dip-Holme (optional): Parallele Dip-Holme gelten in der Welt des Kraftsports als eines der besten Trainingsgeräte für die Arm- und Brust-Entwicklung. Dip-Holme können Ihr Brust- und Trizepstraining um neue Varianten bereichern, aber sie sind nicht unbedingt notwendig. Wenn es Ihnen an Geld oder Platz fehlt, streichen Sie diesen Punkt einfach; Ihre Muskelentwicklung wird auch ohne

Dips rasant verlaufen. Wenn Sie dagegen das ultimative Heimstudio zusammenstellen möchten und Ihr Budget die Ausgabe erlaubt, räumen Sie den Dip-Holmen einen Platz in Ihrem Heimstudio ein. Einige Bänke weisen bereits Aufnahmen für Dip-Holme auf, doch Sie sollten die Stabilität zuvor eingehend prüfen.

Zugmaschine (optional): Eine Latissimus-Zugmaschine kann eine großartige Alternative zu herkömmlichen Klimmzügen darstellen, vor allem, wenn Sie noch nicht stark genug sind, um Ihr Körpergewicht hochzuziehen. Das ist aber auch nicht unbedingt notwendig, denn selbst wenn Sie noch keine vollen Klimmzüge ausführen können, erleichtert ein unter die Füße gestellter Stuhl die Übung so lange, bis Sie richtige Klimmzüge ohne Hilfe schaffen. Noch nicht einmal fortgeschrittene Bodybuilder sind auf eine Zugmaschine angewiesen, aber sie sorgt für Abwechslung. Ebenso wie bei den Dip-Holmen sind auch hier Ihr Geldbeutel und der vorhandene Platz die entscheidenden Faktoren.

Power Rack (optional): Ein wirklich ausgezeichnetes Ausrüstungsteil. Das Power Rack ist eigentlich nur eine relativ einfache, freistehende Konstruktion, die Sie kaufen, oder, wenn Sie über handwerkliches Geschick verfügen, auch selbst bauen können. Der »Käfig«, wie das Power Rack unter Kraftsportlern genannt wird, sieht aus wie ein kleines Haus ohne Wände – eine rechteckige Grundfläche mit vier rundum verbundenen Eckpfeilern. An zwei Eckpfeilern sind verstellbare, waagerechte Haltestifte eingesetzt, die als Ablagen für die Hantelstange dienen. Sie lassen sich, je nach Bedarf, weiter oben oder unten plazieren und erlauben, von Kniebeugen bis hin zum Bankdrücken alle Übungen ohne fremde Hilfe sicher auszuführen. Querstreben zwischen den äußeren Eckpfeilerpaaren fangen die Hantel auf, wenn Ihnen die Stange einmal entgleiten sollte. Auch sie sind höhenverstellbar. Es

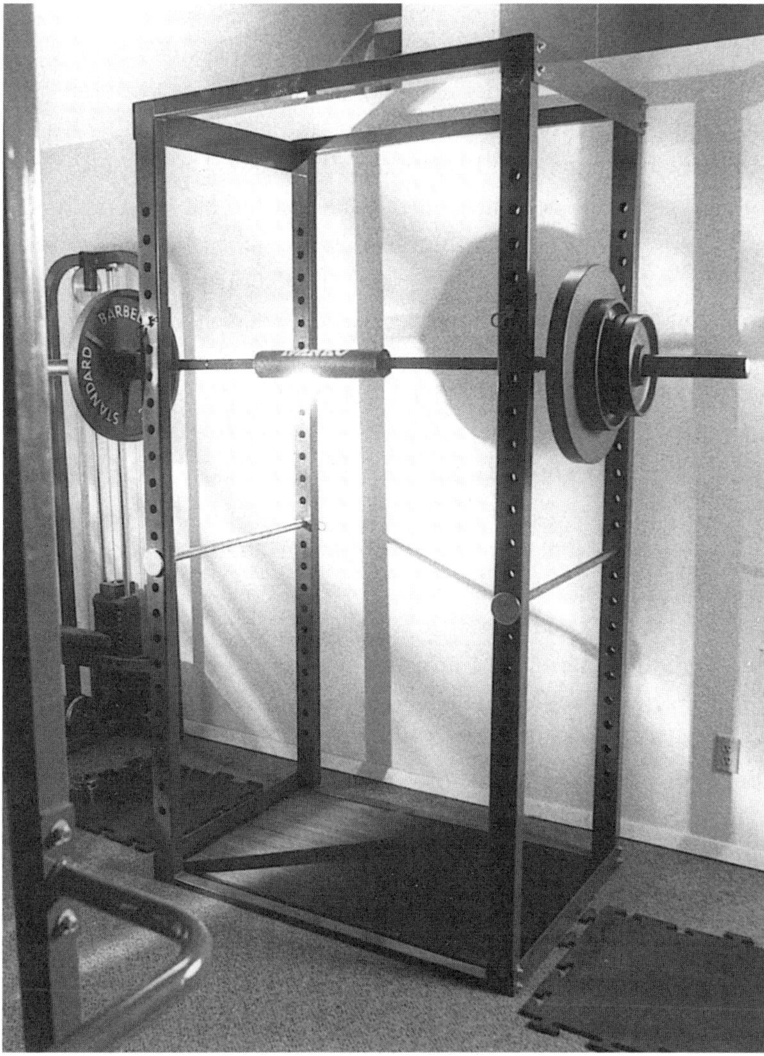

Das Power Rack und ein Olympia-Hantelsatz – die ideale Erweiterung für das Heimstudio fortgeschrittener Bodybuilder.

spielt keine Rolle, ob Sie nun ein selbstgebautes oder ein gekauftes Modell verwenden, doch eines ist sicher: Ein Power Rack ist das perfekte Gerät für Ihr Heimstudio. Gleich mehrere Gründe sprechen dafür: Sicherheit – wie schon beschrieben fangen die langen Streben eine herabfallende Hantel auf; Vielseitigkeit – Sie können im »Käfig« von Kniebeugen über Bankdrücken bis hin zu Klimmzügen alle Übungen ausführen; noch einmal Sicherheit – wenn Sie mit schweren Gewichten trainieren, können Sie die langen Streben so einstellen, daß Sie bei partiellen Kniebeugen, Kreuzheben oder Bankdrücken (partiell bedeutet, daß die Hantel nur über einen Teil des Bewegungsablaufs geführt wird) vertrauensvoll für maximale Kraft trainieren können. So bekommen Sie das für die Kraftdisziplinen nötige Gefühl für schweres Eisen (richtige Kraftdreikämpfer essen und schlafen sogar im Power Rack).

Das einzige Problem beim Power Rack ist die Standfläche, die es beansprucht. Wenn Sie ohnehin auf engem Raum trainieren, scheidet der »Käfig« natürlich aus. Fortgeschrittenen Bodybuildern sei trotzdem angeraten, den notwendigen Platz zu schaffen, zumindest für etwas ähnliches wie Kniebeugenständer, die anschließend beschrieben werden. Wenn Sie gar planen sollten, an Bodybuilding- oder Kraftdreikampfmeisterschaften teilzunehmen, ist unterstützendes Gerät für schwere Lifts ein absolutes Muß für Sie. Hier ein Trainingsplan, der zeigt, wie vielfältig im Power Rack trainiert werden kann (3 x 12 bedeutet drei Sätze à 12 Wiederholungen):

Trainingsprogramm für das Power Rack

Beine	Kniebeugen	3 x 12
	Kreuzheben mit gestreckten Beinen	2 x 12
	Wadenheben	3 x 12-20

Brust	Bankdrücken	2 x 8
	Schrägbankdrücken	2 x 8
Rücken	Klimmzüge	2 x 8
	Rudern, vorgebeugt	2 x 8
Schultern	Nackendrücken, sitzend	2 x 8
	Rudern, aufrecht	2 x 8
Trizepse	Bandrücken mit engem Griff	2 x 8
Bizepse	Langhantelcurls	2 x 8

Für dieses Training brauchen Sie eigentlich nur ein freistehendes Power Rack, eine stabile, gut zwei Meter lange Hantelstange (vorzugsweise eine Olympia-Stange), reichlich Hantelscheiben und eine Bank mit verstellbarer Rückenlehne (die Bank muß keine Ablagen für die Hantelstange aufweisen, da die Hantel im Power Rack abgelegt wird).

Wenn Sie obenstehenden Trainingsplan etwas genauer betrachten, fragen Sie sich vielleicht, warum Sie auch Rudern und Curls im Power Rack ausführen sollen? Aus einem ganz einfachen Grund: Sie können die Hantel so viel bequemer beladen. Sie stellen die langen Ablagestifte einfach auf Kniehöhe ein und schon wird der Wechsel der Gewichte zum Kinderspiel. Mit dem Käfig werden Sie Ihre Kraft sehr schnell steigern und einen enormen Muskelzuwachs erzielen.

Bitte beachten Sie: Für die meisten Power Racks braucht man eine Olympia-Hantelstange, schon aufgrund der Breite des Käfigs. Bei diesen Stangen sind die Enden dicker als der Stangendurchmesser, was eine größere Bohrung in den Scheiben erfordert. Mehr zu den Olympia-Hantelstangen später in diesem Kapitel. Sollte Ihnen ein Olympia-Set allerdings zu teuer sein, reicht auch eine reguläre Stange aus, sofern sie nur lang genug ist.

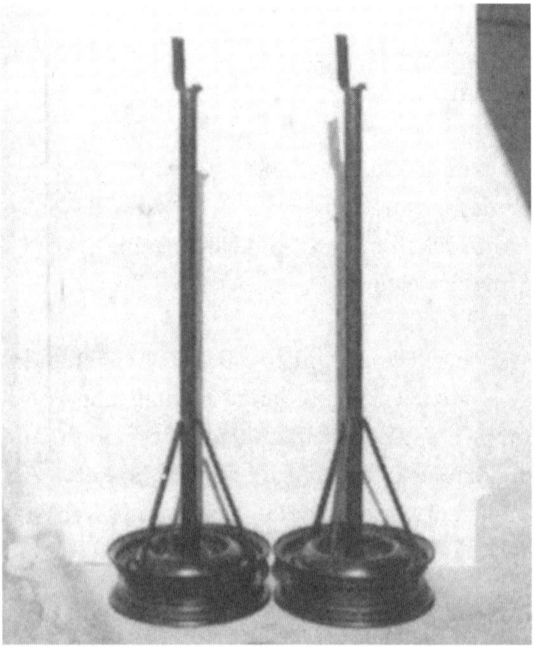

Kniebeugenständer sind eine eine exzellente und kostengünstige Erweiterung Ihres Heimstudios. Achten Sie beim Kauf aber darauf, daß sie stabil gebaut sind und auch schweres Gewicht sicher tragen.

Freistehende Kniebeugenständer (optional): Diese Ständer sind im Prinzip einzelne, freistehende Hantelablagen. Sie sind nicht ganz so perfekt wie ein Power Rack, haben aber auch ihre guten Seiten. Mit den richtigen Kniebeugenständern, einer einstellbaren Bank und einem Hantelsatz können Sie ein komplettes Trainingsprogramm für Ihren ganzen Körper gestalten – ähnlich dem zuvor beschriebenen. Wenn Sie eine Hantelstange quer über die Ständer legen, können Sie sogar Klimmzüge mit angewinkelten Beinen ausführen. Plazieren Sie eine Bank mit hochgestellter Lehne zwischen die Ständer, bilden diese stabile Hantelablagen für das Schrägbankrücken. Das Gleiche gilt natürlich auch für normales Bankdrücken. Sie müssen die Ablagen nur tiefer einstellen.

Ihr Geld ist in einem stabilen Kniebeugenständer gut angelegt; brauchbare Ausführungen sind erheblich günstiger zu bekommen als ein Power Rack und beanspruchen auch weniger Platz. Sie sollten aber sichergehen, eine stabile Konstruktion zu erwerben: die Kniebeugenständer dürfen nicht wackeln und müssen höhenverstellbar sein.

Kompletter Heimtrainingsturm (optional): Das Neueste auf dem Heimstudiomarkt und eine ausgesprochen nützliche Sache. Ein kompletter Heimtrainingsturm besteht aus einer einstellbaren Bank mit Beinbeuge- und Beinstreckeinrichtung, Hantelablagen, die sich auch als Kniebeugenständer verwenden lassen, und diversen Ergänzungen wie einer Scottcurl-Stütze oder einer Kabelzugmaschine. Für ein gutes Gerät müssen Sie etwa 1500 bis 4000 Mark anlegen, ohne Gewichte. Das ist viel Geld, doch können Sie so Ihre Trainingsmöglichkeiten enorm verbessern. Wenn Sie sich für ein Komplettgerät entscheiden sollten, brauchen Sie obendrein viel Platz: Ein so großer Apparat läßt sich nicht einfach unter dem Bett verstauen, falls Sie ihn vorübergehend nicht benutzen.

Olympia-Hantelsatz (optional): Noch einmal: Bevor Sie das Fortgeschrittenen-Stadium Ihrer Gewichttrainings-Karriere nicht abgeschlossen haben, und Sie auch nicht planen, an Gewichtheber-Meisterschaften teilzunehmen, ist ein Olympia-Hantelsatz nicht unbedingt erforderlich. Der einzige Grund, der wirklich für diese Hantel spricht, ist ihre Stabilität. Für die meisten Menschen allerdings ist ein Standard-Hantelsatz mehr als ausreichend, selbst wenn sie ihre Körperkraft weit über das vorstellbare Maß hinaus steigern, und er hält ebenfalls ein Leben lang.

Wenn Sie aber ein Power Rack benutzen und bei den Grundübungen wie Kniebeugen und Bankdrücken wirklich schwere Gewichte bewegen, dann wird der Olympia-Satz zur schlichten

Notwendigkeit. Sie können natürlich immer mit einem Standard-Satz beginnen, und wenn Sie bei ca. 150 Kilo in den Grundübungen angelangt sind, kaufen Sie einen Olympia-Satz und ein Power Rack, komplett mit den entsprechenden Gewichtsscheiben. Die leichteren Übungen können Sie weiterhin mit dem Standard-Satz trainieren, er wird also nicht überflüssig (wenn Sie mit einem Olympia-Satz starten, benötigen Sie trotzdem noch Scheiben mit kleiner Bohrung für die Kurzhanteln).

Hier nun die Liste der Dinge, mit denen sich Ihr Heimstudio sinnvoll ergänzen läßt, wenn Sie erst einmal zu schwerem Training für Fortgeschrittene übergehen:

Erweiterte Heimstudio-Checkliste

- Grundausrüstung, wie in Kapitel 1 beschrieben
- Zusätzliche Gewichtsscheiben (je zwei bis acht 10 oder 20 Kilo-Scheiben, 5er, 2.5er und 1.25er)
- SZ-Hantelstange
- Kurzhantelstangen (zwei oder drei zusätzliche Paare)
- Langhantelstange (eine zusätzliche genügt)
- Dip-Holme (optional)
- Kabelzugmaschine (optional)
- Power Rack oder Kniebeugenständer (optional)
- Olympia-Hantelsatz (optional, aber vorteilhaft für den Einsatz im Power Rack)

Höchstwahrscheinlich wird es Ihnen nicht anders ergehen als den meisten Heimstudio-Enthusiasten: Ihre Wunschliste für neue Trainingsgeräte nimmt kein Ende. Denken Sie aber immer daran, nur Qualitätsprodukte zu kaufen, und machen Sie einen großen Bogen um alle »Hyper-Muskelaufbaumaschinen«. Ein guter Satz Kurz-

und Langhanteln schlägt alle anderen Geräte um Längen. Bemühen Sie sich lieber, Ihr Training mit freien Gewichten effizienter und abwechslungsreicher zu gestalten. Ihr Körper wird es Ihnen mit harten Muskeln danken.

*

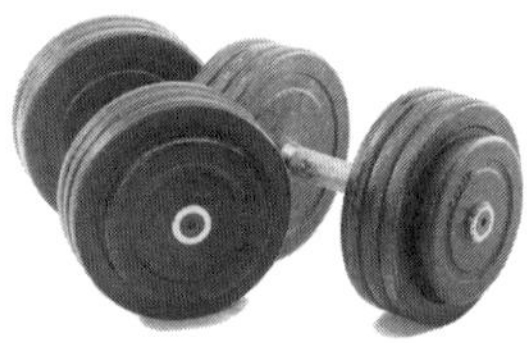

4 LEISTUNGS-EFFIZIENZ

Terry und Albert waren regelrechte Bohnenstangen. Die beiden Schüler der 6. Klasse bestanden wirklich nur aus Haut und Knochen. Die zwei konnten sich zusammen hinter einer Laterne verstecken und unter der Dusche mußte jeder von Ihnen hin und her springen, um überhaupt naß zu werden. Ihre Arme sahen aus wie Pfeifenputzer und beider Oberkörper erinnerten an Vogelkäfige, so wie die Rippen eine unter der anderen herausstanden. Und erst die Beine – ein Flamingo hätte sich totgelacht, wenn die beiden in Shorts herumspazierten.

Eines Tages stolperte Terry auf dem Speicher seiner Großmutter über den alten Hantelsatz seines Onkels. Der Junge hatte Phantasie; er erkannte schnell, daß ihm dieses rostige alte Eisen nicht nur zu mehr Körpergewicht verhelfen würde, sondern auch zu harten

Muskeln und viel Kraft. Er konnte Albert von der Bedeutung seines Fundes schnell überzeugen, und mit Hilfe einer Gartenbank, selbstgezimmerten Kniebeugenständern und den abgestoßenen alten Hanteln begannen sie zu trainieren. Der Mr. Olympia-Titel schien greifbar nah, und auch die Herzen der Frauen sollten sich mit einer Bizepspose schnell gewinnen lassen.

Na ja, den Mr. Olympia gewannen unsere Helden nicht (und die Zahl der gebrochenen Herzen war auch nicht so groß, wie anfangs erwartet), aber die beiden nahmen etliche Kilo solider Muskelmasse zu – und das sehr schnell! Nach einigen gebrochenen Bodenpaneelen (sorry, Mum), zersplitterten Gartenbänken und ungezählten rostfleckigen T-Shirts haben sowohl Terry als auch Albert mehr als 20 Kilo Muskelmasse zugelegt, bevor sie die mittlere Reife in der Tasche hatten – dank ihres improvisierten Heimstudios. Diese wahre Geschichte sollte Ihnen vor Augen führen, daß selbst die rudimentärste Ausrüstung vollauf genügt, um ordentlich Muskeln aufzupacken. Der Schlüssel dazu ist ein flexibles Trainingsprogramm nach dem Leistungseffizienz (LE)-Prinzip.

Muskelwachstum und Leistungseffizienz

Ein sorgfältig geplantes Trainingsprogramm wird jedem Menschen zu dramatischen Muskelzuwächsen verhelfen. Dieses Programm muß weder komplex sein, noch viel Zeit beanspruchen. Im Gegenteil, lange energiezehrende Trainingseinheiten sind eigentlich immer kontraproduktiv und stehen einer Massezunahme entgegen. Doch ein solides Grundlagentraining garantiert beeindruckende Ergebnisse, wenn sie bei jeder Übung alles geben.

»Alles geben« bedeutet in diesem Fall, daß Sie eine Übung bis zum völligen Muskelversagen durchführen – Sie brechen erst ab, wenn Sie buchstäblich nicht mehr können. Bei einem Intensivtraining sollte die letzte Wiederholung immer von einer letzten, großen Anstrengung gekennzeichnet sein, eine Wiederholung, in die Sie all Ihre Kraft legen, und die Sie trotzdem nicht ganz abschließen können (Aufwärmsätze natürlich ausgenommen).

Lassen Sie uns einen Satz Langhantelcurls nach diesem Muster durchspielen. Die erste Wiederholung ist leicht, zwei langsame Sekunden der Aufwärtsbewegung, gefolgt von zwei Sekunden des Herablassens. Die zweite fällt schon etwas schwerer, die dritte noch mehr, und so fort. Jede Wiederholung von der ersten an erfordert größere Anstrengung. Bei der siebten Wiederholung geraten Sie ernsthaft in Schweiß und müssen um eine korrekte Technik kämpfen, doch Sie beißen die Zähne zusammen und schaffen es. Wiederholung Nummer acht beginnen Sie noch sauber, ohne Abfälschen oder gar Schwung aus der Hüfte und Sie kommen über den schwersten Punkt in der Mitte der Bewegung – mit letzter Kraft gelingt der Rest der Aufwärtsbewegung bis zu den Schultern. Langsam lassen Sie das Gewicht wieder herunter, doch Ihre Bizepse zittern jetzt vor Erschöpfung derart, daß Ihnen die zwei Sekunden wie eine Ewigkeit erscheinen. Endlich sind die Arme voll gestreckt und die Hantel wieder am Ausgangspunkt der Bewegung angelangt. Doch Ihr unbändiger Wille treibt Sie noch immer an, und Sie versuchen sich an der neunten Wiederholung, heben die Hantel aber nicht einmal bis zur Hälfte. Obwohl Sie die Bizepse mit aller Macht anspannen, geschieht gar nichts mehr. Nach ein paar Sekunden geben Ihr Verstand und Ihre Muskeln einfach auf und Sie beenden den Satz. Das war ein Satz Bizepscurls *bis zum Muskelversagen*.

Wenn Sie alle Übungen so durchführen, zwingen Sie Ihre Muskeln, bei jedem Training zu wachsen. Ihr Körper hat gar keine andere Chance, als sich der Belastung anzupassen, die Sie ihm bei diesem hochintensiven Training zumuten (wenn Sie allein trainieren, sollten Sie potentiell gefährliche Übungen wie Kniebeugen, Bankdrücken und Kreuzheben aber nicht bis zum völligen Muskelversagen trainieren, beenden Sie den Satz lieber etwas eher).

Muskelwachstum (Hypertrophie) ist lediglich eine Anpassung (Adaption) des Körpers an den Trainingsstreß. Weil Sie diesen Streß kontinuierlich steigern, oder besser ausgedrückt, intensivieren, wird Gewichttraining auch progressives Widerstandstraining genannt. Immer wenn Sie Ihren Körper über das Maß hinaus beanspruchen, das er noch vom letzten Training her kennt, kompensieren Ihre Muskeln die Beanspruchung, indem sie größer und stärker werden. Daraus läßt sich die Grundregel des Bodybuildings ableiten: Sie müssen Ihren Körper bei jedem Training stärker belasten. Ein einfaches, leichtes Training wird, wenn überhaupt, nur sehr geringes Muskelwachstum nach sich ziehen. Sie müssen vielmehr jeden Satz bis zum Muskelversagen ausführen und dabei versuchen, immer schwerere Gewichte zu bewegen, wenn Sie wirklich wachsen wollen. Und dies muß in einer Weise geschehen, die Ihren Körper zwar zur Adaption, sprich Muskelzunahme zwingt, aber nicht in Übertraining mündet.

Ein strategischer Trainingsplan

Das produktivste Schema ist ein Ganzkörpertraining, bei dem jeweils ein Erholungstag zwischen den Trainingseinheiten liegt. Schlagen Sie jetzt nicht die Hände über dem Kopf zusammen – Ganzkörperprogramme sind nicht nur etwas für Anfänger. Sicher, viele Neulinge im Kraftsport beginnen damit, aber auch alle schon länger Trainierenden sollten immer wieder darauf zurückkommen, um Muskelwachstum und Kraft zu neuen Höhen zu führen. Das gilt sogar für fortgeschrittene Bodybuilder, einfach weil dieses Programm das absolut beste Massetraining darstellt. Wie schon erwähnt, trainieren Sie an nicht aufeinanderfolgenden Tagen – etwa Montag, Mittwoch und Freitag – und bearbeiten die Körperteile wie folgt: erst Beine, Brust, Rücken und Schultern, dann Waden, Trizeps, Bizeps und Bauchmuskeln. Sie brauchen mehr Energie für die größeren Muskelgruppen, daher werden diese vor den kleineren trainiert. Wenn Sie etwa die Beine als letztes trainieren, verfügen Sie sicher nicht mehr über genügend Kraft, um sie ausreichend zu belasten.

Bleiben Sie bei diesem Konzept, bis Sie sich später spezialisieren (das Thema Spezialisierung wird in Kapitel 6 näher behandelt). An dieser Stelle nun das LE-Trainingsprogramm – ein Programm, das hervorragend harmoniert mit der Grundausstattung Ihres Heimstudios, wie sie in Kapitel 1 beschrieben wurde. (2 x 8-10 heißt zwei Sätze à acht bis zehn Wiederholungen; für eine detaillierte Beschreibung der Übungen ziehen Sie Anhang B zu Rate).

LE-Trainingsprogramm (Montag, Mittwoch, Freitag)

vord.Oberschenkel	Kniebeugen auf einem Bein*	
	oder Kniebeugen*	2 x 10-15
	Sissy-Kniebeugen	1 x 10-15
hint.Oberschenkel	Kreuzheben mit gestreckten	
(*unterer Rücken*)	Beinen*	2 x 10-15
Brust	Schrägbankdrücken*	2 x 8-12
	erhöhte Liegestütz	
	oder Bankdrücken	1 x 8-12
Rücken	Klimmzüge*	2 x 8-12
	Rudern, vorgebeugt	1 x 8-12
Schultern	Nackendrücken, sitzend*	2 x 8-12
	Rudern, aufrecht	2 x 8-12

Waden	Wadenheben auf einem Bein*	2 x 12-20
	Wadenheben, freistehend	1 x max.
Trizepse	Trizepsdrücken, liegend	1 x 8-12
Bizepse	Langhantelcurls	1 x 8-12
Bauch	Bauchpressen	2 x 15-25

* Diese Übungen erfordern zunächst einen Aufwärmsatz mit etwa 50% Ihres Trainingsgewichts. Bei manchen Bewegungen ist das nicht möglich, hier müssen Sie improvisieren. Verwenden Sie die folgenden Alternativübungen: Beidbeinige Kniebeugen anstelle von Kniebeugen auf einem Bein, Liegestütz anstelle von Schrägbankdrücken. Das Aufwärmen für Klimmzüge kann mit einem unter die Füße gestellten Stuhl geschehen, auf dem Sie sich abstützen, und statt Wadenheben auf einem Bein führen Sie normales Wadenheben ohne (oder mit leichtem) Gewicht durch. Die Aufwärmsätze sind in obenstehendem Trainingsplan noch nicht enthalten.

Unser LE-Programm ist ein relativ simples Schema, das etwa eine Stunde Ihrer Zeit in Anspruch nehmen sollte, und doch wird es sofortiges und anhaltendes Muskelwachstum anregen. Es hat auch noch andere Vorteile: Es läßt sich jeder noch so einfachen Ausrüstung anpassen, Sie trainieren stets den gesamten Körper, was eine optimale Erholung erlaubt, und ein Ruhetag zwischen den Trainingseinheiten, an den Wochenenden sogar deren zwei, lassen Ihnen reichlich Zeit für das oft vernachlässigte Herz-Keislauf-Training und ein regelmäßiges Stretching-Programm.

Das Krafttraining fällt Ihnen entschieden leichter, wenn Sie regelmäßig, d.h. jeden Tag, Sport treiben. Da bieten sich Stretching, Jogging, Sportgehen etc. geradezu an. Beachten Sie aber, daß der Umfang dieses Trainingsplans wirklich das Maximum darstellt. Machen Sie in einer Trainingseinheit *auf keinen Fall* mehr Sätze, als aufgeführt. Viele Leute sprechen sogar besser auf ein gestrafftes LE-Programm an, das an nur zwei statt drei Tagen pro Woche ausgeführt wird.

Verkürztes LE-Trainingsprogramm (Montag und Donnerstag)

vord.Oberschenkel	Kniebeugen auf einem Bein* oder Kniebeugen*	2 x 10-15
hint.Oberschenkel (unterer Rücken)	Kreuzheben mit gestreckten Beinen*	1 x 10-15
Brust	Schrägbankdrücken* oder Bankdrücken	2 x 8-12
Rücken	Klimmzüge*	2 x 8-12
	Rudern, vorgebeugt	1 x 8-12
Schultern	Nackendrücken, sitzend*	2 x 8-12
	Rudern, aufrecht	1 x 8-12
Waden	Wadenheben auf einem Bein*	2 x 12-20
Trizepse	Trizepsdrücken, liegend	1 x 8-12
Bizepse	Langhantelcurls	1 x 8-12
Bauch	Bauchpressen	1 x 15-25

* Auch hier erfordern einige Übungen wieder einen Aufwärmsatz mit etwa 50% Ihres Trainingsgewichts. Bei manchen Bewegungen ist das nicht möglich, hier müssen Sie improvisieren. Verwenden Sie die folgenden Alternativübungen: Beidbeinige Kniebeugen anstelle von Kniebeugen auf einem Bein, normale Liegestütz statt Schrägbankdrücken. Zum Aufwärmen für Klimmzüge kann man sich auf einem unter die Füße gestellten Stuhl abstützen, und statt Wadenheben auf einem Bein führen

Sie normales Wadenheben ohne (oder mit leichtem) Gewicht durch. Die Aufwärmsätze sind auch in diesem Trainingsplan nicht enthalten.

Wie Sie sicher bemerkt haben, enthält unser Kurzprogramm lediglich 16 Sätze und wird auch nur zweimal pro Woche ausgeführt, um Ihnen mehr Zeit zur Erholung zu geben. Sollte Ihnen das volle LE-Programm zu schwer fallen, ist dieses gestraffte Programm genau das Richtige für Sie.

Sogenannte Hardgainer, das sind Menschen mit schmalem Knochenbau und/oder solche, die nur sehr schwer an Gewicht zulegen, bilden unter den Kraftsportlern die mit Abstand größte Gruppe. Quälen Sie sich also nicht, wenn Sie feststellen, daß auch Sie dazu zählen. In diesem Fall kann Ihr Körper einfach keine hohen Belastungen vertragen. Stellen Sie nur sicher, daß Sie nicht übertrainieren; zwei Trainingseinheiten pro Woche mit je 10-20 Sätzen wirken selbst bei einem Hardgainer wahre Wunder.

Stuart McRobert, renommierter Autor des IRONMAN und selbsternannter »König« der Hardgainer, drückt es folgendermaßen aus: »Ich habe nie auch nur ein Gramm zugenommen, egal nach welchem Programm ich trainiert habe. Allein ein Ganzkörpertraining an höchstens zwei Tagen die Woche brachte den gewünschten Erfolg...« Und wie McRobert immer wieder betont hat: Wenn Sie das Gefühl haben, Ihr augenblickliches Programm belaste Sie zu stark, sollten Sie unbedingt kürzer treten. Selbst unser gestrafftes Programm kann unter Umständen schon zuviel für Sie sein. In diesem Fall halbieren Sie einfach die Anzahl der Sätze bei einigen Übungen, und verzichten Sie auf das direkte Armtraining. Es gibt keine magische Zahl für Sätze. Bleiben Sie einfach innerhalb der Grenze von 10 bis 20, und trainieren Sie zweimal die Woche – dann liegen Sie goldrichtig. Hardgainer sind beileibe nicht die einzigen, die von einem verkürzten Trainingsprogramm profitieren. Diese Art von Training empfiehlt sich auch für all jene, die bereits ein- bis dreimal die Woche andere Sportarten praktizieren (mehr für diese Leser in Kapitel 8).

Manche Menschen haben aber einfach nicht die Zeit und/oder die Energie, um das volle LE-Programm durchzuführen. Wenn Ihr Job Sie zu stark fordert, die Familie viel Zeit verlangt oder Sie Streß in jedweder Form ausgesetzt sind, empfiehlt sich für Sie definitiv der gestraffte LE-Trainingsplan (oder eine abgeänderte Version davon). Wenn Sie nicht sicher sind, versuchen Sie es einfach mit dem vollen Programm. Sollten Sie sich dabei ausgelaugt fühlen, wechseln Sie zum verkürzten. Sie dürfen nicht vergessen, daß Sie nur dann Muskeln aufbauen, wenn Sie die Regenerationskapazität Ihres Körpers nicht über Gebühr erschöpfen.

Für ein Gewichttraining mit optimalen Zuwächsen an Muskelmasse und Kraft ist es unabdingbar, Ihren Körper und Ihre Lebensumstände genau zu analysieren und das dazu passende LE-Programm auszuwählen. Beide Versionen, die normale ebenso wie die verkürzte, werden schnelle Ergebnisse produzieren. Lassen Sie uns das Leistungseffizienz-Konzept nun etwas genauer betrachten.

Grundübungen contra Isolationstraining

Bei unseren Trainingsprogrammen wird Ihnen auffallen, daß sie sich vorwiegend aus den sogenannten Grundübungen, wie Kniebeugen, Bankdrücken, Rudern, Kreuzheben und Klimmzügen zusammensetzen. Diese Übungen sind das Nonplusultra für einen schnellen Muskelaufbau ohne Dopingmittel und verkörpern das LE-Konzept in optimaler Weise – maximaler Zuwachs bei minimalem Zeiteinsatz.

Die Kniebeuge etwa trainiert in erster Linie die vorderen Oberschenkel, aber sie wirkt auch auf die Gesäßmuskeln, den unteren Rücken, die Waden und sogar auf die Bauchmuskeln. Vorgebeugtes Rudern belastet hauptsächlich den oberen Rücken, trainiert aber auch den unteren Rücken, den Trapezius, die Bizepse und die hinteren Deltoidmuskeln. Weil an diesen Bewegungen immer mehrere Gelenke beteiligt sind, trainieren Sie mit einer Übung auch gleich mehrere Muskelgruppen. Daher die Bezeichnung »zusammengesetzte« Bewegungen; Sie brauchen nur ein paar solcher Grundübungen, um den gesamten Körper schnell und effektiv zu trainieren.

Diese LE-Übungen verlangen Ihrem Körper wirklich alles ab, und mit ihnen sind schon mehr Muskeln aufgebaut worden als durch jedes andere Training, das auf Maschinen beruht. Es ist nicht ungewöhnlich, wenn Anfänger in den ersten Monaten bis zu 10 Kilo zunehmen. Dr. Randall J. Strossen, Autor des Buches SUPER KNIEBEUGEN, hat trotz eines sehr leichten Knochenbaus in nur sechs Wochen 30 Pfund Muskelmasse mit einem Trainingsprogramm aufgebaut, das sich aus ähnlichen Grundübungen zusammensetzt. Die meisten von uns würden schon viel darum geben, nur ein Drittel von Dr. Strossens Muskelzuwachs zu erreichen.

Was bis hierher gesagt wurde, ist selbstverständlich kein Grund, Isolationsübungen zu verteufeln. Isolationsübungen konzentrieren sich auf einen Muskel, so z.B. Kurzhantelseitheben allein auf die Schultern oder Beinstrecken nur auf die Quadrizepse. Isolation kann für den Fortgeschrittenen einen neuen Trainingsreiz bedeuten, vorausgesetzt, sie wird richtig eingesetzt (siehe hierzu Kapitel 7). Für den Anfänger allerdings ist, zumindest im ersten Trainingsjahr, ein von Grundübungen bestimmter Trainingsplan eher zu empfehlen und, im Sinne größtmöglicher Leistungseffizienz, auch entschieden produktiver. Der Grund dafür ist in den frühen Anpassungsreaktionen des Körpers zu suchen – darin, wie der Körper mit intensiven Belastungen fertig wird.

Phasentraining und Adaptionsvermögen

Wissenschaftliche Studien belegen, daß ein Anfänger durch Hanteltraining seine Kraft um 300% zu steigern vermag, doch seine Fähigkeit, sich vom Trainingstreß zu regenerieren, kann nur um etwa 50% verbessert werden. Mit anderen Worten: Mit zunehmender Stärke wächst auch die Gefahr, sich völlig zu verausgaben und die Grenzen der Regenerationsfähigkeit zu überschreiten. Aus diesem Grund sollten Sie nicht nur die gesamte Muskulatur mit der geringstmöglichen Anzahl von Sätzen trainieren (eben das LE-Konzept anwenden), Sie sollten Ihre Trainingsintensität auch in Zyklen aufteilen. Wenn Sie damit bereits früh beginnen und diese Strategie während Ihrer gesamten Trainingskarriere verfolgen, werden Sie sich immer optimal vom Trainingsstreß erholen. Diese Methode des periodischen Intensitätswechsels wird Phasentraining genannt.

Phasentraining ist einfach ein Wechsel von hochintensiven zu weniger intensiven Trainingseinheiten. Dieser »schwer/leicht«-Ansatz vermeidet, daß Sie körperlich oder geistig ausbrennen. Mit dem beschriebenen LE-Programm gehen Sie in 16 bis 22 Sätzen bis zum Muskelversagen. Unnötig zu betonen, daß dies einen enormen Streß für Muskeln, Nervensystem und mentale Kräfte bedeutet. Nach ein paar Wochen dieser Tortur müssen Sie Ihrem Körper daher erlauben, seine Reserven wieder aufzufüllen, sonst sind weitere Fortschritte nicht mehr möglich, oder – Gott bewahre – Sie beginnen sogar, Ihre hart erarbeiteten Muskeln wieder abzubauen. Die Basis für unser Phasentraining bildet das von Dr. Hans

Seyle entwickelte »allgemeine Adaptations-Syndrom«, das er in seinem Buch THE STRESS OF LIFE vorgestellt hat. Seyle kommt zu dem Schluß, daß der Körper auf jede Form von Streß stets in drei Phasen reagiert: Alarm, Widerstand und Erschöpfung.

Die Alarmphase tritt ein, wenn Streß zum ersten Mal auftritt, etwa zu Beginn eines hochintensiven Körpertrainings. In diesem Stadium versucht Ihr Körper, seine Verteidigungsmechanismen so anzupassen, daß er den Streß bewältigen kann. Die nächste Periode ist die Widerstandsphase, gekennzeichnet von einer Anpassung an den Streß. Im Falle des Krafttrainings baut der Körper Muskelmasse auf und wird stärker. Doch wenn Sie sich nun, immer größere Muskel- und Kraftzuwächse vor Augen, noch stärker fordern, erreichen Sie die dritte Phase – Erschöpfung, ein Stadium des Übertrainings, das weiteren Fortschritt verhindert. Diese letzte Phase sollten Sie so lange wie möglich vermeiden.

Korrekt angewandtes Phasentraining wird Ihnen dabei helfen, Erschöpfungszustände für lange Zeit zu verhindern, selbst wenn Sie sich schon zu den Fortgeschrittenen zählen dürfen. Seyles Theorie kann recht einfach in ein Phasentrainingsmodell umgesetzt werden:

Alarm: In den ersten ein oder zwei Wochen hochintensiven Trainings versucht der Körper, sich auf den neuen Streß einzustellen.

Widerstand (Adaptation): Drei bis sieben Wochen hochintensives Training führen zur Anpassung durch Wachstum.

Erschöpfung (Übertraining): Nach acht oder neun Wochen hochintensiven Trainings stellen sich keine weiteren Fortschritte mehr ein; die Regenerationsfähigkeit des Körpers ist überstrapaziert.

Diese Angaben gelten für den durchschnittlichen Kraftsportler, der mit einem der LE-Programme arbeitet. Andere Trainingsmethoden, wie z.B. die Fortgeschrittenenprogramme aus Kapitel 7, können die hier angegebenen Zeiträume sowohl leicht verkürzen als auch verlängern.

Seyles Theorie können wir entnehmen, daß wir zur Vermeidung von Übertraining eine Phase von mittlerer bis leichter Intensität zwischenschalten müssen, bevor unser Körper – in der Regel nach etwa sieben Wochen – in das Erschöpfungsstadium eintritt. Vermindern Sie an diesem Punkt die Intensität für eine kurze Zeitspanne, bekommt Ihr Stoffwechsel die Chance, sich zu erholen und entleerte Energiespeicher wieder aufzufüllen. Lassen Sie uns nun dieses Wissen auf einen praktischen Trainingsplan für Anfänger anwenden.

Der Anfang

Wenn Sie gerade beginnen oder noch nicht lange trainieren, können Sie nicht einfach eines der hier beschriebenen Programme herauspicken und mit voller Kraft loslegen. Sie bekämen einen derart starken »Muskelkater«, daß Ihnen der Weg vom Bett zur Dusche wie eine weitere schmerzhafte Trainingseinheit erscheinen würde. Bevor Sie sich also an die Hanteln wagen, ist eine ärztliche Untersuchung angezeigt. Nachdem sie das O.K. Ihres Arztes eingeholt haben, empfiehlt sich zunächst ein Gewöhnungsprogramm, bei dem es einige Besonderheiten zu beachten gilt.

Trainingsplan zur Gewöhnung (Drei Wochen-Zyklus)

Woche 1-2: Nur ein Satz von jeder Übung des LE-Programms (plus einen Aufwärmsatz); gehen Sie nicht bis zum Muskelversagen, beenden Sie die Sätze, auch wenn noch einige Wiederholungen möglich wären.

Woche 3: Trainieren Sie jetzt bis zum Muskelversagen, doch bleiben Sie bei einem Satz pro Übung.
Nach der 3. Woche: Nun ist es an der Zeit, nach dem vollen LE-Programm zu trainieren (wahlweise gestrafft oder normal); das Anfängertraining beginnt.

Nach der Gewöhnung

Wenn Sie, der Anfänger, das Einführungstraining abgeschlossen haben, sind Sie auf ein hartes Training vorbereitet. Jedes der LE-Trainingsprogramme wird Ihren Körper wachsen lassen, und Ihre Fortschritte in Bezug auf Masse und Kraft werden sich mit den Trainingsgewichten steigern. Doch lassen Sie sich auf keinen Fall hinreißen, Sätze und Übungen hinzuzufügen – das führt in eine Sackgasse (Erschöpfungsphase)! Die Muskelzunahme verlangsamt sich und der Wachstumsprozeß kehrt sich sehr schnell um: Sie werden an Masse und Kraft verlieren, wenn sie sich keine Erholung gönnen. Vergessen Sie niemals, daß mit der Steigerung Ihrer Kraft auch die Gefahr des Übertrainings wächst. Streben Sie also danach, den Körper in der Wachstumsphase zu halten. Hier nun ein produktiver Trainingsplan für Anfänger:

Trainingsplan für Anfänger (Sechs-Monats-Zyklus)
Woche 1-6: LE-Programm, alle Sätze werden bis zum Muskelversagen ausgeführt (Aufwärmsätze ausgenommen).
Woche 7-8: Beenden Sie alle Sätzen ein bis zwei Wiederholungen vor dem Muskelversagen.
Woche 9-14: LE-Programm, alle Sätze werden bis zum Muskelversagen ausgeführt (Aufwärmsätze ausgenommen)
Woche 15-16: Beenden Sie alle Sätzen ein bis zwei Wiederholungen vor dem Muskelversagen.

Woche 17-22: LE-Programm, alle Sätze werden bis zum Muskelversagen ausgeführt (Aufwärmsätze ausgenommen).
Woche 23-24: Beenden Sie alle Sätzen ein bis zwei Wiederholungen vor dem Muskelversagen.

Sie haben den simplen, logischen Aufbau dieses Trainings nach Seyles Theorie bestimmt gleich erkannnt: Auf sechs Wochen intensives Training folgen zwei Wochen moderates Training. So kann das regenerative System Ihres Körpers so lange wie möglich zwischen Alarm- und Widerstands(Wachstums)- Phase wechseln.

Aber selbst der fortgeschrittenste Kraftsportler kann nicht ewig zwischen diesen beiden Stufen hin- und her springen. Irgendwann spielt Ihr Stoffwechsel nicht mehr mit, und Sie geraten in die Erschöpfungsphase. Dann ist eine Trainingspause von etwa einer Woche angebracht. Wann genau Sie in die dritte Phase eintreten, ist individuell verschieden. Beobachten Sie sich also sehr sorgfältig. Wenn Sie plötzlich feststellen, daß Sie abgeschlagen und müde werden, selbst das Training Ihnen keinen Spaß mehr bereitet, dann stehen Sie höchstwahrscheinlich kurz vor der Erschöpfungsphase, und Sie sollten die Gewichte für eine Woche ruhen lassen.

Neue Ziele

Nach sechs Monaten Training mit dem Anfänger-Programm sind Sie bereit für das erste Zwischen-Programm (eine weitere sechs Monats-Phase), in der auch Spezialisierungstechniken zum Zuge kommen, aber auch dies ist relativ zu sehen. Manche Leute sind nach einem halben Jahr vielleicht noch nicht bereit für den Sprung in die Spezialisierung. Es kann manchmal durchaus etwas länger dauern, also zögern Sie nicht, das Anfängerprogramm auszudehnen, bis Sie das Gefühl haben, die Zeit sei reif für einen Wechsel.

Und vergessen Sie nicht: Als Anfänger haben Sie zwar vermehrt mit Muskelkater und einer korrekten Ausführung der Übungen zu kämpfen, doch einen entscheidenden Vorteil hat der Start in das Krafttraining allemal: Sie gewinnen so schnell an Muskelmasse und Kraft, daß es Ihnen beinahe schon unheimlich vorkommen wird!

Trainingseffektivität: Tips und Anregungen

- Vor jedem Training sollten Sie sich fünf Minuten Zeit für ein generelles Aufwärmen nehmen, das einige Lockerungs- und Dehnbewegungen für die großen Muskelgruppen einschließt.
- Vergessen Sie auch die spezifischen Aufwärmsätze nicht (vor den mit einem Sternchen gekennzeichneten Übungen durchzuführen, siehe LE-Programme). Ein aufgewärmter Muskel kontrahiert stärker; zudem bereiten Aufwärmsätze Ihre Gelenke auf die kommende Belastung vor.
- Das Tempo der Bewegungen sollte relativ langsam sein – jeweils etwa zwei Sekunden bis zur Kontraktion und zwei Sekunden bis zur völligen Streckung.
- Nutzen Sie stets den gesamten Bewegungsspielraum aus. Streichen Sie also alle Teilbewegungen und führen Sie jede Übung von der ganz gedehnten bis zur voll angespannten Position aus, damit der Muskel über seine gesamte Länge trainiert wird.
- Wenn sich Monotonie einstellen sollte, können Sie ohne Bedenken eine ungeliebte Übung durch eine andere ersetzen. Alternativübungen werden in Anhang B beschrieben.
- Wenn Ihnen leichte Veränderungen nicht ausreichen und Sie gern Ihr ganzes Programm umstellen möchten, finden Sie Alternativen in Anhang D.

- Ein probates Mittel gegen Monotonie bilden die Split-Programme. Sie teilen einfach Ihren Trainingsplan und arbeiten an vier Tagen in der Woche. Montag und Donnerstag z.B. die Beine, den unteren Rücken, Waden, Brust und Trizepse; Dienstag und Freitag dann Rücken, Schultern, Bizepse und Bauch (fügen Sie aber keine weiteren Sätze hinzu).
- Ruhen Sie zwischen den Sätzen ein bis zwei Minuten lang aus.
- Vermeiden Sie Abfälschen und Schwungholen; wenn Sie eine Wiederholung nicht mehr zu Ende führen können, haben Sie den Punkt positiven Muskelversagens erreicht.
- Tragen Sie Ihren Gewichthebergürtel, wenn Sie schwere Gewichte benutzen, etwa bei Übungen wie der Kniebeuge, Bankdrücken, Curls etc.
- Sie sollten das Gewicht bei einer Übung erst dann erhöhen, wenn Ihre Wiederholungszahlen die im Plan aufgeführten deutlich überschreiten. Bei Kniebeugen auf einem Bein z.B. sollten Sie mehr Gewicht einsetzen, wenn Sie 15 Wiederholungen schaffen. Legen Sie soviel mehr auf, daß Sie gerade 10 Wiederholungen bewältigen (die niedrigere der beiden angeführten Zahlen). Arbeiten Sie sich dann innerhalb einiger Wochen wieder bis auf 15 Wiederholungen hoch.
- Sie werden sicher einmal einen Tag erleben, an dem Sie sich zu müde fühlen oder einfach keine Zeit haben für das gesamte LE-Training – kein Problem: Beschränken Sie sich auf je einen Satz der Grundübungen. Das ist ein schöner Wechsel in der Routine und die Trainingszeit wird auf die Hälfte verkürzt.
- Verzweifeln Sie nicht, wenn Sie nur einmal pro Woche die Zeit für ein Ganzkörpertraining erübrigen können. Wissen-

schaftliche Studien belegen, daß schon eine Trainingseinheit pro Woche ausreicht, um die Kraft zu halten.

- Wenn Sie Mitglied in einem Fitness-Studio sind, möchten Sie vielleicht abwechselnd dort und zu Hause trainieren. Zögern Sie nicht, diese Idee in die Tat umzusetzen – so läßt sich Ihr Training sinnvoll variieren.

Denken Sie stets daran, daß die Programme in diesem Buch keinesfalls die zehn Gebote darstellen, sondern vielmehr flexible Grundgerüste, auf die Sie Ihre persönliche Strategie bauen sollten. Ihr Hauptanliegen muß immer sein, Übertraining zu vermeiden. Stimmen Sie den Trainingsplan also genau auf Ihre Verhältnisse ab. Sollten Sie sich fühlen, als könnten Sie eine Woche Ruhe vertragen, hören Sie auf Ihren Körper und legen Sie eine Pause ein!

Einige Worte an die Frauen

Unseren weiblichen Leserinnen, die vor allem ihre Figur verbessern wollen, wird das komplette LE-Trainingsprogramm vielleicht etwas zu umfangreich erscheinen. Er ist ja auch für den schnellen Aufbau von Muskelmasse konzipiert – nicht unbedingt das Ziel der meisten Frauen (wenn Ihnen aber genau daran gelegen ist, können Sie ohne Bedenken die geschilderten Programme und Hinweise nutzen).

Viele Frauen sehen aber mittlerweile ein, daß Hanteltraining sie nicht in weibliche »Hulks« verwandelt, die vor Muskeln kaum noch laufen können. Es ist einfach die beste und sicherste Methode, den Körper zu straffen und zu formen. Punkt.

Auf den folgenden Seiten werden Sie ein Heimtrainingsprogramm finden, das sich mit der in Kapitel eins beschriebenen Grundausstattung sehr gut durchführen läßt und in Hinsicht auf

Bodyshaping* wahre Wunder bewirkt, vorausgesetzt, Sie trainieren ernsthaft und konstant (eine Beschreibung der Übungen finden Sie in Anhang B).

LE-Programm für Frauen (Montag und Donnerstag)

Beine und Po	Hantelkniebeugen	2 x 10-15
Unterer Rücken	Kreuzheben	2 x 10-15
Brust	Bankdrücken	2 x 8-12
Rücken	Rudern, vorgebeugt	2 x 8-12
Schultern	Rudern, aufrecht	2 x 8-12
Waden	Wadenheben auf einem Bein	2 x 12-20
Bauch	Bauchpressen	2 x 10-25

Wichtig: Vor jeder Übung empfiehlt sich ein leichter Aufwärmsatz mit der Hantelstange allein oder nur wenig Gewicht. Statt Wadenheben auf einem Bein können Sie normales Wadenheben mit beiden Beinen durchführen.

Mit den 14 Sätzen des LE-Programms trainieren Sie die großen Muskelgruppen – genau das, was Ihrem Körper Form und Kurven verleiht. 30 bis 40 Minuten Training an zwei bis drei Tagen in der Woche sind wahrhaftig ein geringer Einsatz für einen attraktiven Körper, oder? Wenn Ihnen eher an Bodyshaping als am Aufbau von Masse gelegen ist, müssen Sie nicht bis zum Muskelversagen trainieren. Es schadet aber trotzdem nicht, hin und wieder einmal

* Bodyshaping läßt sich mit »Körperformung« o.ä. Begriffen nur unvollkommen übersetzen; es steht vielmehr für die Behebung von kleinen körperlichen Mängeln, die allerdings viele Frauen belasten, durch gezieltes Training. Wenn Ihnen Ihre Oberschenkel zu voluminös erscheinen oder der Po zu flach, dann sollten Sie sich an die Hanteln begeben und Ihren Körper nach eigenen Vorstellungen formen.

genau das zu tun. Einmal in der Woche, oder einmal alle zwei Wochen wäre hier das richtige Maß. Während der anderen Trainingseinheiten beenden Sie einen Satz, wenn Ihnen die Belastung unangenehm wird.

Mit dem hier vorgestellten Trainingsprogramm folgen Sie einem der effektivsten Bodyshaping-Systeme überhaupt – es ist schnell durchgeführt, flexibel und trainiert den gesamten Körper. In weniger als einem Monat konstanten Trainings können Sie bereits mit entscheidenden Verbesserungen rechnen. Natürlich wird auch das effektivste Programm einmal langweilig, darum möchte ich Ihnen auf der nächsten Seite eine Alternative präsentieren.

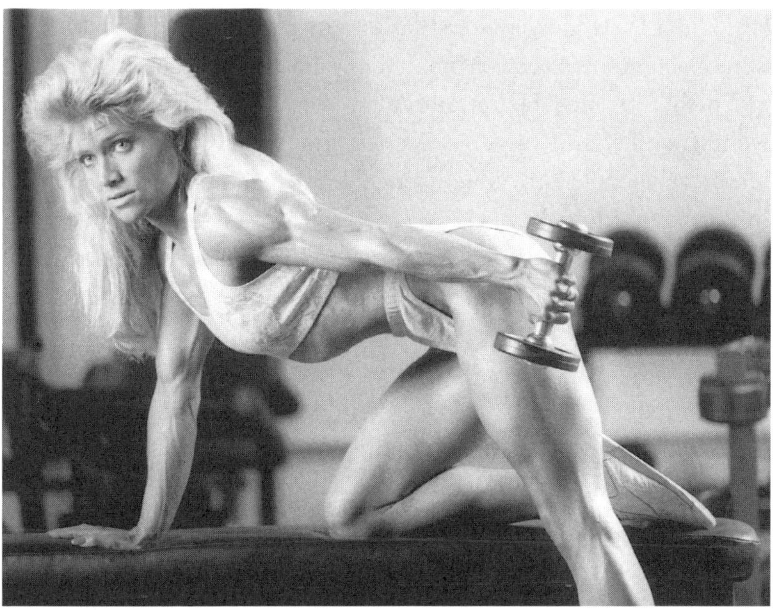

Dorit Kerns wird Ihnen bestätigen, daß Training mit Gewichten die beste Bodyshaping-Methode ist.

Alternatives LE-Programm für Frauen

Beine und Po	Ausfallschritte	3 x 10-15
Brust	Schrägbankdrücken	2 x 8-12
Rücken	Rudern, vorgebeugt mit einem Arm	2 x 8-12
Schultern	Nackendrücken	2 x 8-12
Waden	Wadenheben auf einem Bein	2 x 12-20
Bauch	Bauchpressen	2 x 10-25

Ersetzen Sie den ersten Trainingsplan nach sechs Wochen durch dieses Alternativ-Programm. Nach weiteren sechs Wochen können Sie wieder zum ersten Programm übergehen. Diese Abwechslung läßt Langeweile gar nicht erst aufkommen und erhält Ihre Motivation. Nach vier bis sechs Monaten mit diesen Programmen werden Sie nicht nur das Heimtraining in den höchsten Tönen loben; wahrscheinlich möchten Sie sich jetzt auch auf einzelne Körperteile spezialisieren, um genau jene Figur-Illusion zu kreieren, die Ihnen bewundernde Blicke eintragen wird – eine Wespentaille, größerer Busen und schmale Hüften. Mehr darüber im Frauenteil von Kapitel 6. Hier nun einige Tips, wie Sie die zwei LE-Programme für Frauen richtig anwenden:

- Vor jedem Hanteltraining sollten Sie etwa fünf Minuten für ein generelles Aufwärmtraining mit Lockerungs- und Dehnübungen erübrigen.
- Vor jeder Übung ist überdies noch ein spezieller Aufwärmsatz mit etwa 50% des Trainingsgewichts angebracht, um Gelenke und Muskeln auf die kommende Belastung vorzubereiten.
- Auch das Bodyshaping unterliegt den Gesetzen des progressiven Widerstandstrainings. Wenn Sie die vorgeschriebene

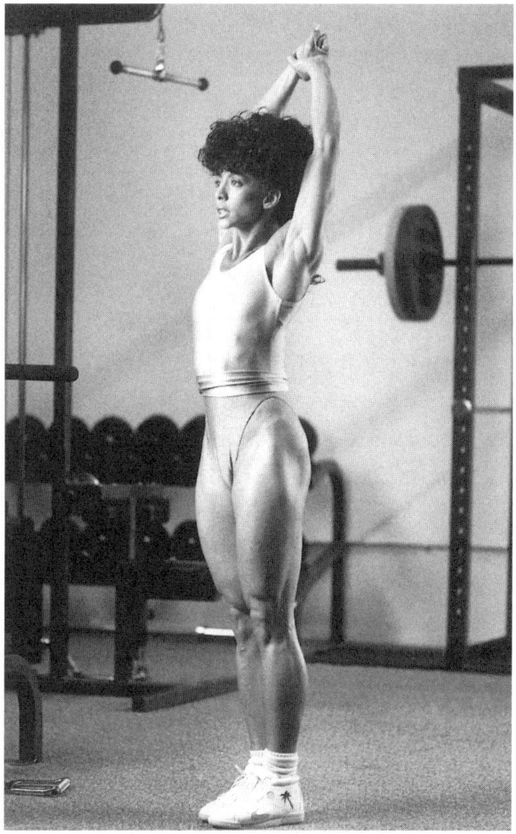

Vergessen Sie das generelle Aufwärmen vor dem Training nicht. Susie Jaso empfiehlt fünf bis zehn Minuten Stretching als optimale Vorbereitung auf die kommende Belastung.

obere Wiederholungszahl erreichen, erhöhen Sie das Gewicht beim nächsten Training um 1,25 oder 2,5 Kilo und arbeiten sich wieder hinauf.

- Nach Möglichkeit sollten Sie dreimal pro Woche trainieren, etwa Montag, Mittwoch und Freitag. Fordern Sie sich aber nicht zu stark, Sie müssen alles daran setzen, Ihre positive Einstellung zum Training zu behalten.

- Nutzen Sie stets den gesamten Bewegungsspielraum. Streichen Sie also alle Teilbewegungen und führen Sie jede Übung von der ganz gedehnten bis zur voll angespannten Position aus, damit die Muskeln über ihre gesamte Länge trainiert werden.
- Wenn sich Monotonie einstellen sollte, können Sie ohne Bedenken eine ungeliebte Übung durch eine andere ersetzen. Gehen Sie nur sicher, daß die Alternativübung die gleichen Muskelgruppen belastet. In Anhang B finden Sie sowohl neue Übungen als auch Beschreibungen derselben.
- Ein Phasentraining mit Stadien hoher Intensität, gefolgt von Abschnitten moderater Intensität, ist nur dann erforderlich, wenn Sie bei Ihren Sätzen bis zum Muskelversagen gehen. Wenn Sie sich für ein Aufbautraining statt unseres LE-Programms für Frauen entscheiden, versuchen Sie das gestraffte LE-Training für Anfänger.
- Die Bewegungen sollten langsam und kontrolliert erfolgen – jeweils etwa zwei Sekunden bis zur Kontraktion und zwei Sekunden bis zur völligen Streckung.
- Gönnen Sie sich zwischen den Sätzen eine Pause von ein bis zwei Minuten.
- Vermeiden Sie Abfälschen und Schwungholen; bemühen Sie sich immer um eine saubere Ausführung der Übungen.
- Tragen Sie Ihren Gewichthebergürtel bei Übungen wie der Kniebeuge, Kreuzheben, vorgebeugtem Rudern und anderen Bewegungen, die den unteren Rücken belasten.
- An den trainingsfreien Tagen sollten Sie sich aeroben Aktivitäten widmen – Jogging, Sportgehen, Tennis, etc. Ein Fitness-Programm läßt sich leichter durchhalten, wenn Sie jeden Tag ein wenig Sport treiben.

Ob Sie nun ein Teenager sind, der sich für zu dünn oder zu dick hält, eine junge Frau mit wenig ausgeprägtem Muskeltonus, oder vielleicht eine reifere Frau mit Problemen wie schlaffer Haut und schwacher Muskulatur: Ein Training mit Gewichten ist der schnellste Weg zu einem neuen Selbst. Versuchen Sie es, und die Resultate werden Sie begeistern – garantiert.

*

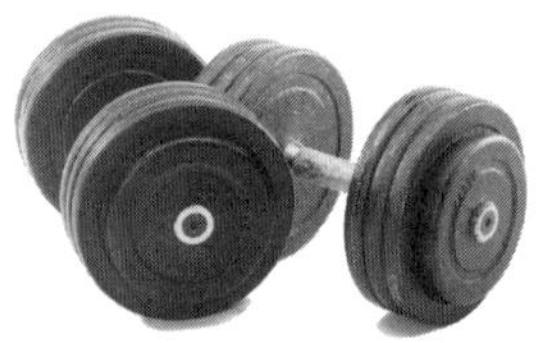

5 Intensitäts-Strategien für den Hausgebrauch

Ganz gleich, ob Sie in einem exzellent ausgestatteten kommerziellen Studio trainieren oder zu Hause mit Ihrer Grundausrüstung, eines ist sicher: Je mehr Variation Sie in Ihr Krafttraining bringen, desto bessere Ergebnisse werden Sie erzielen. Ihr Körper verlangt geradezu nach neuen Übungen, mehr Gewicht und – am wichtigsten für Heimstudio-Enthusiasten – innovativen Techniken.

Zugegeben, ein kommerzielles Studio mit einer Menge chromblitzender Maschinen bietet sicher mehr Möglichkeiten der Variation. Daraus läßt sich aber nicht ableiten, daß das Training in einem kommerziellen Studio besser wäre. Weit gefehlt! Was das Heimstudio an Geräten vermissen läßt, können Sie leicht durch innovative Trainingstechniken wettmachen. Und weil diese Techniken Ihr Training wirklich *intensivieren*, werden Ihre Muskeln stärker gefordert als durch die neuesten Maschinen des Weltraumzeitalters.

Der Intensitätsfaktor

»Intensität« ist in der Welt des Kraftsports ein häufig gebrauchter Begriff, doch viele Bodybuilder haben das Konzept dahinter noch immer nicht verstanden. Wenn Ihr Gesicht während des Trainings zwölf verschiedene Rottöne annimmt, muß das nicht bedeuten, daß Sie mit hoher Intensität trainiert und neues Wachstum stimuliert haben. Wenn Sie aber Ihre Sätze bis zum Muskelversagen und vielleicht darüber hinaus durchführen, ist das ein guter Indikator. Der Grundsatz für Muskelwachstum ist simpel: Sie müssen Ihre Muskeln kontinuierlich höheren Belastungen aussetzen, damit diese gezwungen sind, sich in Größe und Kraft anzupassen.

Viele Bodybuilder glauben, mehr Sätze könnten diese Adaption hervorrufen. Doch die Dauer einer Trainingseinheit ist kein dominierender Faktor im Muskelaufbau. Eine lange Belastung regt nicht automatisch Muskelwachstum an. Im Gegenteil, ausgedehnte Trainingseinheiten führen bei vielen Leuten eher zu einem Verlust an Muskelmasse, weil sie fast unweigerlich zu Übertraining führen. Die einzige Beziehung, die zwischen der Dauer und der Intensität einer Trainingseinheit besteht, ist die, daß sie sich gegenseitig ausschließen: Je härter Sie trainieren, desto kürzer sollte das Training sein, wenn Sie wirklich Muskelmasse aufbauen wollen. Leider bleibt dieser wichtige Grundsatz bei vielen Theorien außen vor.

Beobachten Sie einmal die sehnigen Quadrizepse von Langstreckenläufern. Diese Sportler trainieren ihre Beine mit einer *geringen bis mittleren Intensität* über *einen langen Zeitraum*. Wenn die Trainingsdauer wirklich ein Schlüssel zum Muskelaufbau wäre, hätte der Sieger des olympischen Marathonlaufs Oberschenkel wie fünfzigjährige Eichen. Die Quadrizepse eines Sprinters entsprechen dagegen schon eher den Vorstellungen eines Bodybuilders. Sie sind groß, dick und muskulös. Der Sprinter trainiert mit *weni-*

gen Sätzen (Sprints) bei *höchster Geschwindigkeit* (Intensität). Er kann jedoch nur ein paar dieser Maximalsprints durchführen, oder seine Oberschenkel würden vor Erschöpfung die Arbeit verweigern. Vor diesem Hintergrund erscheint es schon merkwürdig, daß so viele Spitzen-Bodybuilder 10 bis 20 Sätze *pro Körperteil* trainieren. Doch das ist schnell erklärt: Top-Bodybuilder sind vielfach mit herausragenden genetischen Anlagen gesegnet und können sich von anstrengenden Trainingseinheiten viel schneller erholen als der Durchschnittsbürger; darüber hinaus setzen viele dieser Athleten zumindest zeitweise anabole Steroide ein, um ihre Regenerationsfähigkeit noch weiter zu verbessern. In meinen Augen eine idiotische Praxis, die aber immer noch in beinahe allen Sportarten üblich ist.

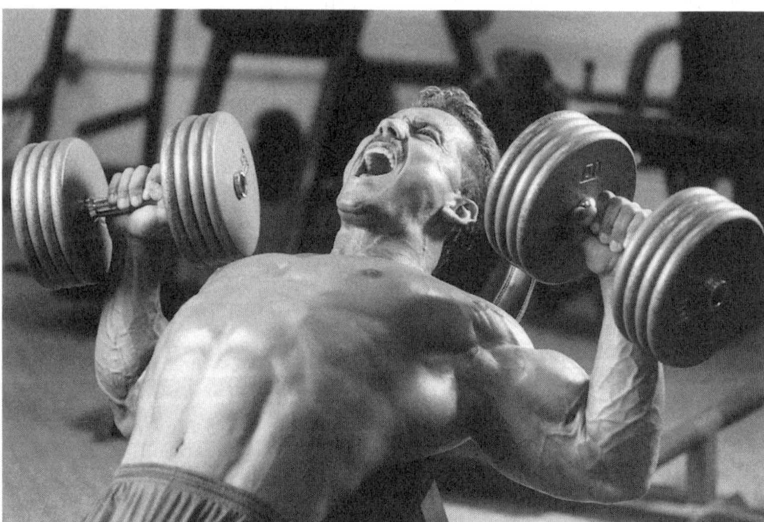

Hochintensives Training ist der Schlüssel zu Lee Labradas Erfolg. Er weiß, daß höchster Einsatz schnelles Muskelwachstum bedeutet.

95% aller Kraftsportler erzielen mit einem Trainingssystem wie unserem LE-Programm die besten Resultate. Und leicht verlängerte, häufigere Trainingseinheiten, wie sie im Fortgeschrittenenplan als Vier Tage-Split-Programm in Kapitel 7 beschrieben werden, sind die Obergrenze für alle Sportler, die nicht mit übernatürlichen Anlagen ausgestattet sind und können nomalerweise auch nur für kurze Zeit eingesetzt werden. Die Dauer/Intensitäts-Beziehung ist wirklich nicht schwer zu verstehen: Sie können lange trainieren, *oder* Sie können hart trainieren, aber beides zusammen funktioniert nicht über einen längeren Zeitraum.

Intensitätssteigerung

Wahrscheinlich ist Ihnen schon klargeworden, daß Intensität den Schlüsselfaktor beim Masseaufbau darstellt. Je härter Sie trainieren – bis zu einem gewissen Punkt – desto mehr wächst der Körper über sein bisheriges Leistungsvermögen hinaus, und desto besser die Anpassung (Adaption). Aber wie läßt sich die Trainingsintensität am vorteilhaftesten steigern?

Die einfachste Methode – Sie legen mehr Gewicht auf. Wenn Sie Ihre Trainingsgewichte von Mal zu Mal steigern, müssen Ihre Muskeln sich den steigenden Belastungen anpassen und wachsen. Aber was ist, wenn Sie kein Anfänger mehr sind und sich die Gewichte nicht mehr jede Woche erhöhen lassen? Die Antwort darauf liegt in speziellen Intensitätstechniken, die Ihre Muskeln zu weiterer Anpassung und neuem Wachstum zwingen.

Intensitätstechniken verbessern auch den »Pump« – jenen Zustand, in dem die Muskeln nach einem anstrengenden Satz maximal durchblutet werden. Obwohl die genauen Zusammenhänge zwischen Pump und Muskelzunahme noch nicht genau untersucht worden sind, scheint der Pump eine Voraussetzung für optimales Wachstum zu sein. Wenn das nicht so wäre, gäbe es lediglich eine logische Schlußfolgerung – ein Training mit nur einer Maximalwiederholung pro Übung. Das ruft garantiert keinen Pump hervor. Wissenschaftliche Studien belegen aber, daß ein Training mit wenigen Wiederholungen nicht viel Muskelwachstum auslöst. Liegt es am fehlenden Pump? Leider gibt es keine Studien, in denen das geprüft wurde, aber andere Untersuchungen legen nahe, daß ein solches Training eher Bänder und Sehnen beansprucht als die Muskelfasern.

Wenn Sie aber über acht Wiederholungen bis zum Muskelversagen trainieren, werden Sie Ihre Muskeln ohne Zweifel aufpumpen. Und Sie können den Pump durch verschiedene Intensitätstechniken noch weiter verstärken.

Der Autor dieses Buches lernte die Bedeutung von Intenstitätstechniken schon sehr früh kennen, dank eines Powerlifters namens Michael und eines Bodybuilders mit Namen Don. Die beiden trainierten in Michaels Heimstudio, einem vier mal vier Meter großen Gartenhaus, ausgerüstet mit zwei handelsüblichen Bänken, einem selbstgebauten Power Rack, Dip Holmen, einem Olympia-Hantelsatz und einigen Kurzhanteln. Michael und Don hatten sich allein den Grundübungen verschrieben, aber sie gaben bei jedem Training das Letzte und hatten bereits Muskelberge aufgebaut, die mir höchsten Respekt abnötigten. Der Schlüssel zu ihrem Erfolg waren Intensitätstechniken.

Michaels Vorliebe galt den Sätzen mit abnehmendem Gewicht, auch Reduktions-Sätze genannt. Wenn ihm mit einem bestimmten Gewicht keine weitere Wiederholung mehr gelang, legte er die Hanteln beiseite und nahm ein Paar leichtere, mit denen er ohne Pause fortfuhr. Die Anstrengung war ihm am Gesicht abzulesen, und sein Pump schier unglaublich. Manchmal schien es wirklich, als würden die Muskeln, die Michael gerade trainierte, vor unseren Augen wachsen. Ich sehe ihn heute noch vor mir, schweißgebadet mit einem Reduktions-Satz Seitheben beschäftigt, die Schultern aufgebläht wie Ballons. Don dagegen war ein Befürworter von erzwungenen Wiederholungen. Immer wenn er nicht mehr weiterkonnte, half ihm Michael gerade soviel, daß er mit zusammengebissenen Zähnen noch einige weitere Wiederholungen schaffte. Seine Vorliebe für diese Qualen war bewundernswert, und die so erzielte Muskelmasse phänomenal.

Haben sich ihre Anstrengungen ausgezahlt? Nun, Michaels Auftritte bei Powerlifting-Wettbewerben sind heute noch gefürchtet, und Don gewann einige Jahre später den Bodybuilding-Titel eines Mr. Texas. Knochenharte Intensitätstechniken haben unzweifelhaft eine entscheidende Rolle in beider Karriere gespielt.

Intensitätstechniken für das Heimtraining

Sie wissen jetzt, warum eine hohe Trainings-Intensität so wichtig ist. Nachfolgend eine Übersicht der besten Intensitätstechniken für daheim, anzuwenden mit der nötigen Vorsicht (Übertraining).

Training ohne Partner

Reduktionssätze: Für diese Technik brauchen Sie keinen Partner, aber Ihre Ausrüstung sollte einen schnellen Wechsel der Gewichte zulassen. Seitheben soll uns als Beispiel für die Durchführung dienen. Reduktionssätze bei dieser Kurzhantelübung erfordern drei Paare Kurzhanteln mit, sagen wir, 7.5, 10 und 12 Kilo. Für den ersten Satz benutzen Sie die 12er, bis Sie keine weitere Wiederholung ausführen können. Dann wechseln Sie sofort zu den 10ern über und zwingen sich zu so vielen Wiederholungen, wie möglich. Wenn Sie auch die 10 Kilo-Hanteln nicht mehr heben können, greifen Sie die 7,5er und fahren mit diesem Gewicht fort, bis das Brennen in Ihren Deltoidmuskeln keine weitere Wiederholung mehr zuläßt. Mit jeder Gewichtsreduktion nimmt vermutlich auch die Zahl der Wiederholungen ab, doch Sie sollten versuchen, jeweils mindestens zehn zu schaffen.

Bei Langhantelübungen wird es durch die Verminderung des Gewichts zwangsläufig eine kleine Pause zwischen den Sätzen geben, doch wenn Sie sich beeilen, wird die Effektivität dieser Technik dadurch nicht geschmälert. Bei den Curls können Sie zwei 1,25er und zwei 5er-Scheiben außen neben die Verschlüsse stecken und diese dann schnell herunternehmen.

Falls Sie den Pump und das brennende Gefühl in den Muskeln mögen, dann sind Reduktionssätze genau das Richtige für Sie. Allerdings trainieren Sie jeweils drei Sätze in einem, also wenden Sie diese Technik nicht zu häufig an.

Vorermüdung: Hier wird die gleiche Muskelgruppe mit zwei aufeinanderfolgenden Übungen belastet, auch Supersatz genannt. Die erste besteht aus einer Isolationsbewegung (ein Gelenk/eine Muskelgruppe überwindet den Widerstand), an die sich eine zusammengesetzte Übung (mehrere Gelenke/Muskelgruppen sind an der Bewegung beteiligt) anschließt. Durch den Isolationssatz ermüden Sie den anvisierten Muskel, indem Sie ihn isoliert belasten. Mit der Grundübung beteiligen Sie weitere Muskeln an der Bewegung, die Ihnen jetzt erlauben, den entsprechenden Muskel noch weiter zu erschöpfen. Um das zugrunde liegende Prinzip besser zu verdeutlichen, habe ich eine Liste mit sinnvollen Supersätzen (Isolations-/Grundübung) zusammengestellt:

Oberschenkel Beinstrecken (isoliert den Quadrizeps);
Kniebeugen (das Gesäß unterstützt)

Brust	Fliegende Bewegung (isoliert die Pectorali major); Bankdrücken (Trizepse unterstützen)
Rücken	Überzüge (isolieren den Latissimus); Klimmzüge (Bizepse unterstützen)
Schultern	Seitheben (isoliert die seitlichen Deltoidmuskeln); Nackendrücken (Trizepse unterstützen)

Für optimale Ergebnisse muß die Pause zwischen beiden Übungen so kurz wie möglich sein (Vorermüdung ist das Grundprinzip, das in den Spezialisierungsprogrammen in Kapitel 6 genutzt wird).

Eingeschränkte Erholung: Bei dieser Intensitätstechnik gönnen Sie sich am Ende eines regulären Satzes eine Pause von etwa fünf Sekunden, um dann noch eine weitere Wiederholung anzuhängen. Nehmen wir einmal an, Ihnen gelängen mit einem bestimmten Gewicht acht Langhantelcurls. Nach der letzten Wiederholung lassen Sie das Gewicht langsam ab, zählen bis fünf und erzwingen eine weitere Wiederholung. Pausieren Sie wieder kurz und fügen Sie noch eine zweite, dritte Wiederholung an, bis Sie wirklich nicht mehr können. Für optimale Ergebnisse sollten Sie mindestens drei weitere Wiederholungen schaffen. Nach zwei solchen Sätzen werden Ihre Bizepse förmlich um Gnade flehen und bis zum Bersten aufgepumpt sein. Eingeschränkte Erholungs-Sätze können die Intensität einer jeden Übung unglaublich steigern.

Superlangsame Wiederholungen: Diese Technik wurde von der Firma Nautilus Industries für den Einsatz an ihren berühmten Nautilus-Maschinen perfektioniert, aber sie läßt sich ebensogut mit freien Gewichten durchführen, das heißt – wenn Sie der Belastung standhalten. Das Geheimnis superlangsamer Wiederholungen liegt in der Kombination von Technik und Funktion. Sie können dabei nicht abfälschen, und der trainierte Muskel kontrahiert schrittweise über einen längeren Zeitraum. Superlangsame Wiederholungen konzentrieren sich auf die positive (kontraktive) Phase der Bewegung und verlangen Ihren Muskeln wirklich alles ab. Die Bewegung bis zur Kontraktion dauert acht bis zehn Sekunden, die anschließende Streckung in die Ausgangsposition etwa zwei Sekunden. Natürlich müssen Sie für diese Intensitätstechnik das Gewicht vermindern, in der Regel um bis zu 30%. Sie sollten vier bis sieben superlangsame Wiederholungen pro Satz anstreben; wenn Sie mehr als sieben schaffen, dürfen Sie das Gewicht bei der nächsten Anwendung dieser Technik erhöhen.

Superlangsame Wiederholungen empfehlen sich besonders für jene Körperteile, deren Belastung Sie beim Training nicht exakt fühlen können. Viele Bodybuilder spüren ihre Rückenmuskulatur bei Klimmzügen nicht optimal. Wenn Sie mit superlangsamen Wiederholungen arbeiten, ist das so gut wie unmöglich – Latissimus dorsi und Trapezius brennen wie Feuer. Auch Körpergewichtsübungen wie der Liegestütz, bei dem Sie naturgemäß kein Gewicht hinzufügen können, werden durch superlangsame Wiederholungen zum intensiven Erlebnis.

1 1/4 Wiederholungen: Diese Technik wird von Dr. Ellington Darden, Direktor der Nautilus Forschungsabteilung, in seinem Buch SUPER HIGH INTENSITY BODYBUILDING (Perigee Books 1986) beschrieben. Sie funktioniert am besten, wenn der Widerstand in der kontrahierten Position am größten ist. So z.B. bei Beinstrecken, Seitheben, Beincurls, Klimmzügen oder Rudern – hier müssen Sie sich wirklich anstrengen, um das Gewicht in der Endposition zu halten. Übungen wie die Kniebeuge, Bankdrücken, Curls etc. erlauben Ihnen dagegen eine gewisse Erholung in der kontrahierten Position, weil das Gewicht sozusagen auf passiven Strukturen ruht. Dr. Dardens Methode ist einfach, aber effektiv: Sie führen den positiven Teil der Bewegung bis zum Ende aus, lassen das Gewicht dann etwa ein Viertel des Weges wieder herab und heben es noch einmal kraftvoll in die (kontrahierte) Endposition, um es erst dann ganz abzulassen. Auch für diese Technik werden Sie Ihr Trainingsgewicht reduzieren müssen, aber Sie profitieren von dem Wachstumsimpuls, den Sie in der wichtigen Maximalkontraktion erhalten, am Ende der Bewegung, wenn der Muskel voll angespannt ist. Viele Kraftsportler sind der Meinung, daß dieser Abschnitt den wichtigsten Teil der gesamten Wiederholung ausmacht. Warum also nicht mit 1 1/4 Wiederholungen die Zahl der Maximalkontraktionen pro Satz verdoppeln?

Abgefälschte Wiederholungen: Eine von Arnold Schwarzeneggers bevorzugten Intensitätstechniken, um mehr Muskelmasse aufzupacken. Wenn Arnold am Ende eines korrekt ausgeführten Satzes nicht mehr konnte, holte er tief Luft, und mit leichtem Schwung gelangen ihm noch einige weitere Wiederholungen. Der Trick dabei ist jener, diese zusätzlichen Wiederholungen anstrengend zu gestalten (vergessen Sie nicht: Nur wenn Sie Ihre Muskeln fordern, werden Sie wachsen). Holen Sie also nicht soviel Schwung, daß die Hantel von allein in die Endphase der Bewegung fliegt. So steigern Sie höchstens Ihr Verletzungsrisiko, nicht aber das Muskelwachstum. Minimieren Sie den Schwung auf das Notwendigste. Ein bis zwei abgefälschte Wiederholungen sollten alles sein, was Sie am Ende eines korrekten Satzes noch schaffen.

Mit Partnerhilfe

Erzwungene Wiederholungen: Mike Mentzer, Mr. Universum 1978, machte diese Technik bekannt. Durch die Anwendung erzwungener Wiederholungen gelang es ihm, seine Trainingseinheiten auf dreimal 45 Minuten pro Woche zu beschränken. Mentzer wußte genau, daß lange Trainingseinheiten eine hohe Intensität ausschließen. Für diese Technik sind Sie allerdings auf einen Trainingspartner angewiesen.

Wenn Sie am Ende eines Satzes nicht mehr weiter können (positives Muskelversagen), sollte Ihr Partner Ihnen gerade so viel helfen, daß Sie noch einige weitere Wiederholungen ausführen können. Die Hilfe darf aber nicht zu kräftig ausfallen, sonst ist sie wertlos. Bei Klimmzügen oder Dips können Sie sich selbst helfen, indem Sie sich mit den Beinen gerade so viel abstützen, daß Sie den schwierigsten Punkt der Bewegung überwinden. Drei bis vier erzwungene Wiederholungen sind genug, und keine Wiederholung sollte im positiven Teil länger als drei Sekunden dauern. Betonen Sie die Negativphase nicht zu stark, sonst laufen Sie Gefahr, auszubrennen und Ihr Nervensystem zu überlasten – eine der Hauptursachen für Übertraining.

Negativwiederholungen: Hierfür brauchen Sie einen starken Partner, einen, dem es nichts ausmacht, zu Ihren Gunsten ein wenig Extraarbeit zu leisten. Negativtraining bedeutet, daß Sie nur den negativen Teil der Bewegung ausführen. Der Partner hebt das Gewicht für Sie an, und Sie senken es vorsichtig wieder ab. Jede Negativwiederholung sollte langsam und kontrolliert ausgeführt werden und etwa sechs Sekunden dauern. Doch selbst bei dieser langsamen Bewegung können Sie immer noch erheblich mehr Gewicht bewältigen als sonst, weil Sie das Gewicht ja nur herablassen. Sie können also bis zu 40% mehr Gewicht auflegen, um die Muskeln wirklich zu überlasten.

Die Theorie hinter diesem Prinzip: Mit reinem Negativtraining beziehen Sie mehr Muskelfasern in die Arbeit ein und belasten so die Muskeln bis zum äußersten. Stellen Sie sich aber auf einen gehörigen Muskelkater ein; Negativtraining belastet sowohl die

Muskeln als auch das Bindegewebe ausgesprochen stark. Sie können Negativwiederholungen auch am Ende eines Satzes mit Partnerhilfe einsetzen. Wenn Sie beispielsweise beim Trizepsdrücken keine weitere Wiederholung mehr schaffen, lassen Sie sich das Gewicht von Ihrem Partner für drei oder vier weitere Wiederholungen in die obere Position heben – Sie lassen es dann nur noch ab. Das ist wirkliche Intensität! Ihre Trizepse, oder alle anderen Muskeln, die Sie derart fordern, werden brennen wie in Feuer gebadet.

Isometrische Stops: Diese Technik wurde von Ray Mentzer, Mikes Bruder und Mr. Amerika 1979, berühmt gemacht. Sie führen einen regulären Satz bis zum Muskelversagen durch und lassen sich dann von Ihrem Partner bei einigen weiteren Wiederholungen helfen, bis er schließlich das Gewicht allein anhebt, um Ihnen Negativwiederholungen zu ermöglichen. Doch diesmal lassen Sie das Gewicht nicht in einer kontinuierlichen Bewegung herab, sondern verhalten nach einem Drittel der Bewegung, senken dann weiter ab bis zur Zwei-Drittel-Position, verhalten wieder und senken das Gewicht bis kurz vor die Endposition, wo Sie erneut kurz verweilen. An jedem dieser Stops versuchen Sie für drei Sekunden, durch starke Muskelkontraktion die Abwärtsbewegung umzukehren. Der Partner verhindert aber eine Aufwärtsbewegung durch entsprechenden Druck auf die Hantel (falls dies überhaupt notwendig sein sollte). Isometrisches Training genießt unter Kraftsportlern nicht gerade den besten Ruf, doch trotz der weitverbreiteten Ablehnung dieser Technik verhelfen Ihnen isometrische Stops wirklich zu mehr Masse *und* Kraft.

THE HEALTH FOR LIFE ADVISOR, ein von Dr. Andrew T. Shields, herausgegebenes Buch, zitiert eine Studie zum Thema isometrisches Training, die im JOURNAL OF APPLIED PHYSIOLOGY erschienen ist (Ausgabe 64, Nr. 4, 1988). Drei Testgruppen von Männern wurden fünf Wochen lang untersucht. Gruppe eins trainierte den Bizeps isometrisch mit einem Gelenkwinkel von 25° (0° steht für die volle Streckung des Arms); Gruppe zwei be- schränkte sich auf einen Winkel von 80° (also kurz unterhalb der 90°-Beugung) und die dritte Gruppe widmete sich isometrischer Anspannung bei 120° (kurz vor der Kontraktion).

Alle Probanden wiesen eine Kraftsteigerung über den gesamten Bewegungsspielraum auf, nicht nur im jeweils trainierten Bereich. Der größte Kraftzuwachs stellte sich bei der ersten Gruppe ein; jenen Leuten, die isometrische Kontraktionen nahe der völligen Streckung des Arms trainiert hatten. Die Folgerung: Isometrische Stops sind nicht nur eine effektive Trainingsmethode, sie können auch eine willkommene Abwechslung im regulären Trainingsprogramm darstellen.

Angewandte Intensität

Übertreiben Sie die Anwendung von Intensitätstechniken nicht, sonst steuern Sie geradewegs auf ein Stadium der Überlastung zu. Sind Sie erst einmal übertrainiert, hilft Ihnen keine noch so effektive Technik mehr weiter; Sie sind gezwungen, sich gründlich auszuruhen und können die Hanteln für eine gute Woche oder länger Staub ansetzen lassen.

Nutzen Sie Intensitätstechniken nur in den »harten« Trainingsphasen, nicht aber während der moderaten Phasen. Auch dann sollten höchstens die Hälfte der Sätze intensiviert werden, besser wären allerdings noch weniger. In den ersten vier Trainingsmonaten, in der Anfängerphase also, sind Intensitätstechniken auf keinen Fall angebracht. Erst danach sollten Sie langsam damit beginnen. So setzen Sie unsere Intensitätstechniken sinnvoll und gewinnbringend ein:

Sparsame Verwendung. Das kann nicht oft genug betont werden. Nur zu leicht läßt man sich von diesen Techniken davontragen. Doch gerade weil sie so effektiv sind, sollten Sie der »mehr ist besser«-Versuchung widerstehen. Denken Sie stets daran: Wenn es um Intensität geht, kommen Sie mit wenig schon sehr viel weiter. Nutzen Sie die Intensitätstechniken bewußt, und Sie werden schnelle Fortschritte im Hinblick auf Muskelmasse und Kraft erzielen. Sie können zum Beispiel jede Woche *einen* Körperteil auswählen und alle Übungen für diese Muskelgruppe mit Hilfe der vorgenannten Techniken intensivieren. In der folgenden Woche wählen Sie dann eine andere Muskelgruppe für die »Sonderbehandlung« aus, während Sie ansonsten normal bis zum Muskelversagen trainieren, und so fort... Eine weitere Möglichkeit wäre, einen Satz aus einer Übung für jede Muskelgruppe durch Intensitätstechniken zu forcieren. So müssen alle Muskelgruppen jeweils einen sehr harten Satz durchstehen, aber da die Gesamtzahl der intensivierten Sätze (acht) niedrig bleibt, vermeiden Sie die Gefahr von Übertraining.

Kreativität ist gefragt. Die meisten dieser Techniken eignen sich gut für Kombinationen. Vielleicht können Sie sich mit einem der folgenden Vorschläge anfreunden:

- Lassen Sie sich am Ende eines Reduktionssatzes von Ihrem Partner helfen.
- Wenden Sie das Prinzip der eingeschränkten Erholung auf den letzten Reduktionssatz an.
- Nach einer Pause von 5-10 Sekunden können Sie am Ende eines superlangsamen Satzes noch einige Wiederholungen mit normalem Tempo anhängen.
- Versuchen Sie 1 1/4 Wiederholungen am Ende eines Reduktionssatzes.

Ein häufiger Wechsel der Intensitätstechnik ist das beste Rezept für Masse und Kraft. Variieren Sie Ihre Sätze so oft wie möglich, aber achten Sie stets darauf, nicht überzutrainieren.

Beobachten Sie sich selbst. Nimmt der Muskelkater einmal kein Ende, oder stellen sich nervöse Muskelzuckungen ein, sind Sie sehr wahrscheinlich übertrainiert. Andere Zeichen von Überlastung sind ein erhöhter Ruhepuls und Schlafstörungen. Sobald Sie eines dieser Symptome bei sich feststellen, müssen Sie den Einsatz von Intensitätstechniken sofort einschränken.

Protokollieren Sie die angewandten Techniken. Finden Sie Abkürzungen für Ihr Trainingsbuch (etwa »NW« für negative Wiederholungen, »SL« für Superlangsam o.ä.), damit Sie nachvollziehen können, bei welchen Sätzen Sie mit Intensitätstechniken gearbeitet haben. So finden Sie schnell heraus, was Ihnen die besten Resultate bringt, wie belastbar Ihr Körper ist und welche Übungen Sie schon längere Zeit nicht mehr intensiviert haben.

Legen Sie Pausen ein. Von Zeit zu Zeit sollten Sie die Anwendung von Intensitätstechniken ruhen lassen. Die eingeschobenen Zyklen moderaten Trainings eignen sich sehr gut dafür. Genau das ist Phasentraining – Sie können sich erholen, kleinere Verletzungen ausheilen und so Übertraining vermeiden. Wenn Sie sich einen eigenen Trainingsplan zusammenstellen möchten, berücksichtigen Sie dabei unbedingt die wichtigen Phasen moderaten Trainings, um optimale Fortschritte zu erzielen.

Um Ihnen einen Eindruck von einem Training mit sinnvoll eingearbeiteten Intensitätstechniken zu vermitteln, sehen Sie auf der nächsten Seite einen beispielhaften Trainingslog-Eintrag aus einer intensiven Trainingsphase (12 x 15 bedeutet 12 Wiederholungen à 15 Kilo).

Montag

· Kniebeugen auf einem Bein	12 x 15
	10 x 15 (+ EW)
· Sissy-Kniebeugen	15 x 10
· Kreuzheben mit gestreckten Beinen	10, 9 x 90
· Schrägbankdrücken mit Kurzhanteln	9 x 30 (+ EE)
	7 x 30
· Bankdrücken	8, 6, 4 x 90, 80, 70 (RS)
· Klimmzüge	8 x Körpergewicht (SL)
	8 x 10
· Rudern, vorgebeugt	10 x 70
· Nackendrücken mit Kurzhanteln, sitzend	9, 8 x 20
· Rudern, stehend	9 x 40 (1 1/4)
	10 x 45
· Wadenheben auf einem Bein	15, 12 x 40
· Wadenheben	30 x Körpergewicht
· Trizepsdrücken, liegend	9 x 40 (+ IS)
· Bizepscurls, stehend	6 x 50 (+ 2 AW)
· Bauchpressen	12, 11 x 25

Die aufgeführten Gewichte sind hier weniger wichtig, doch wenn Sie dieses Schema genauer betrachten, sollte das Prinzip der Anwendung von Intensitätstechniken klar werden. Beachten Sie bitte, daß nur sieben Sätze intensiviert worden sind – genau die Menge, bei der sich Übertraining ziemlich sicher vermeiden läßt.

Hardgainer sollten diese Zahl nie überschreiten und die meiste Zeit wesentlich kürzer trainieren, etwa wie folgt mit einer eingeschränkten Zahl von Intensivsätzen:

Montag

· Kniebeugen	12 x 90
	10 x 90 (+ EE)
· Kreuzheben mit gestreckten Beinen	10 x 70
· Schrägbankdrücken mit der Langhantel	9 x 70 (+ EW)
	7 x 70
· Klimmzüge	4 x Körpergewicht (SL)
	8 x 10
· Rudern, vorgebeugt	10 x 60
· Nackendrücken mit Kurzhanteln, sitzend	9 x 15
	8 x 20
· Rudern, stehend	9 x 35 (1 1/4)
· Wadenheben auf einem Bein	15, 12 x 20
· Trizepsdrücken, liegend	10 x 35
· Bizepscurls, stehend	10 x 40 (+ 2 AW)
· Bauchpressen	25 x 15

Vor dem Hintergrund möglichen Übertrainings durch im Übermaß angewandte Intensitätstechniken ist durchaus zu empfehlen, das Training etwa eine Woche vorauszuplanen. So können Sie präzise festlegen, welche Übungen Sie intensivieren möchten. Eine strategische Trainingsplanung wird überdies Ihre Motivation steigern und Sie auf das nächste Training optimal einstimmen. Durch den Einsatz von Intensitätstechniken wird Ihr Heimtraining effektiver, produktiver und entschieden abwechslungsreicher. Trainieren Sie hart, aber gönnen Sie sich die notwendigen Erholungsphasen. Ihr Körper wird es Ihnen mit rascher Muskelzunahme danken.

*

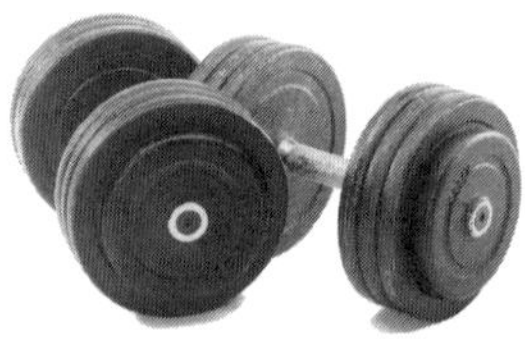

6 Heimarbeit an Ihren schwachen Punkten

Spezialisierung

Nach einer gewissen Zeit des Trainings – einem halben Jahr zumeist – möchten Sie vielleicht damit beginnen, einzelne Muskelgruppen zu bearbeiten. Eine oder zwei Muskelgruppen bei jedem von uns (bei manchen auch drei oder vier) sprechen auf das Training nicht so gut an wie der Rest des Körpers. Diese Schwachpunkte bereiten allen Bodybuildern Kopfzerbrechen und schlaflose Nächte, vor allem jenen, die an Wettkämpfen teilnehmen wollen. Schon ein schwach entwickelter Körperteil kann die Symmetrie der körperlichen Erscheinung vollends aus dem Gleichgewicht bringen. Stellen Sie sich nur einen Bodybuilder mit gewaltigem Oberkörper und Beinen wie Strohhalmen vor. Das nenne ich unproportioniert.

All jene, die »nur« für ihre Fitness und ein athletisches Äußeres Eisen stemmen, halten eine unproportionale Muskelentwicklung vielleicht für weniger wichtig. Doch kann es durch im Vergleich zum übrigen Körper schwach entwickelte Muskelgruppen zu einem Ungleichgewicht in der Kraftleistung kommen. Zerrungen des hinteren Oberschenkels treten bei Sportlern nicht selten auf, einfach weil die (vorderen) Quadrizepse sehr viel besser entwickelt sind. Spezialisierung dient also nicht nur der Korrektur eines optischen Problems, sondern kann das Risiko handfester Nachteile (wie Verletzungen) minimieren. Aber es gibt richtige und falsche Wege, sich zu spezialisieren.

Einfach mehr Sätze, richtig?

Garantiert der falsche Weg wäre, das schwächere Körperteil einfach mit mehr Sätzen zu bearbeiten – meistens so viel, daß die betreffende Muskelgruppe schlicht übertrainiert wird. Ohne Überlegung und Strategie einfach die Anzahl der Sätze erhöht – diesen Fehler haben sogar die erfahrensten Bodybuilder schon begangen. Sicher, das schwache Körperteil bedarf schon ein wenig zusätzlicher Aufmerksamkeit, aber in Maßen. Sehr leicht können Sie Ihr Muskelwachstum verlangsamen oder sogar stoppen.

Dr. Ellington Darden zitiert in seinem NAUTILUS BODYBUILDING BOOK (Contemporary, 1982) eine Geschichte über Arthur Jones, den Erfinder der Nautilus-Maschinen, die genau dieses Problem beschreibt.

In den frühen Fünfziger Jahren probierte Jones verschiedene Trainingsmethoden aus. Er war nie ein Freund von Zeitverschwendung, also suchte er nach einem System, das ihm in kürzester Zeit die größten Zuwächse bescheren sollte. Schließlich verfiel er auf einen Trainingsplan, der unserem gestrafften LE-Programm sehr ähnlich war, allerdings aus viel mehr Sätzen bestand. Jones konzentrierte sich auf zwölf Grundübungen, von denen je *vier* Sätze bis zum positiven Muskelversagen ausgeführt wurden, insgesamt also 48 Sätze.

Jones folgte diesem Schema und erreichte ein Körpergewicht von 80 Kilo. 15 Jahre lang trainierte er in seinem Heimstudio weiter mit diesem System, doch nie kam er über die 80 Kilo hinaus. Unnötig zu betonen, daß er gern massiger geworden wäre, doch sein Körper wollte einfach nicht weiter wachsen. War sein genetisches Potential etwa bereits ausgeschöpft? Arthur Jones begann zu resignieren, und mehr aus Unlust denn Einsicht reduzierte er die Anzahl der Sätze auf die Hälfte (24). Zu seinem Erstaunen nahm er innerhalb einer Woche vier Kilo zu, und seine Kraftleistungen verbesserten sich deutlich.

Jones wurde von diesem Fortschritt total überrascht. Er hatte eine wichtige Lektion zum Thema Gewichtstraining gelernt. Die langen Trainingseinheiten hatten zwar einen gewissen Wachstumsreiz hervorgerufen, aber sie hatten den Muskeln einfach nicht erlaubt, über ein bestimmtes Maß hinaus zu wachsen. Geraten Sie nicht in die gleiche Übertrainings-Falle, vor allem, wenn Sie sich spezialisieren wollen.

Härter trainieren, nicht länger

Der korrekte Weg der Spezialisierung kann nur sein, das Trainingsvolumen für die schwache Muskelgruppe *geringfügig* zu erhöhen, während der Gesamtumfang des Trainings gleichzeitig *verringert* wird. So vermeiden Sie, Ihren Körper zu überlasten und stimulieren verstärktes Wachstum für das in der Gesamtentwicklung nachhinkende Körperteil. Das LE-Programm läßt sich leicht abwandeln, um einer schwachen Muskelgruppe verstärkte Aufmerksamkeit zu widmen. Als Grundlage soll uns das LE-Trainingsprogramm aus Kapitel vier dienen. Zunächst noch einmal die Original-Version:

Montag, Mittwoch, Freitag

vord. Oberschenkel	Kniebeugen auf einem Bein	
	oder Kniebeugen	2 x 10-15
	Sissy-Kniebeugen	1 x 10-15
hint. Oberschenkel	Kreuzheben mit gestreckten	
(unterer Rücken)	Beinen	2 x 10-15
Brust	Schrägbankdrücken	2 x 8-12
	Erhöhte Liegestütz oder	
	Bankdrücken	1 x 8-12
Rücken	Klimmzüge	2 x 8-12
	Rudern, vorgebeugt	1 x 8-12
Schultern	Kurzhanteldrücken, sitzend	2 x 8-12
	Rudern, stehend	2 x 8-12
Waden	Wadenheben auf einem Bein	2 x 12-20
	Wadenheben, freistehend	1 x max.
Trizepse	Trizepsdrücken, liegend	1 x 8-12
Bizepse	Langhantelcurls, stehend	1 x 8-12
Bauch	Bauchpressen	2 x 15-25

Ohne Aufwärmtraining haben wir hier bereits 22 Sätze und damit das Maximum, was in einer Trainingseinheit geleistet werden sollte. Mit angewandter Spezialisierung sollte sich die Zahl der Sätze auf keinen Fall erhöhen, besser noch wäre, die Gesamtzahl leicht zu vermindern. Eine Überbelastung muß auf jeden Fall vermieden werden! Angenommen, Sie hätten Probleme mit der Schulterentwicklung. Ihre Deltoid-Muskeln lassen das volle, runde Aussehen vermissen, wonach alle Bodybuilder streben. Jetzt gilt es, sich zu spezialisieren. Das abgewandelte LE-Programm zur Betonung des Schultertrainings könnte dann so ausschauen:

Spezialisierungsprogramm (Schulter)
Montag, Mittwoch, Freitag

Schultern	Military Press*	2 x 8-12
	Supersatz:	
	Kurzhantel-Seitheben	
	+ Rudern aufrecht**	2 x 8-12
vord. Oberschenkel	Kniebeugen auf einem Bein	
	oder Kniebeugen	2 x 10-15
	Sissy-Kniebeugen	1 x 10-15
hint. Oberschenkel	Kreuzheben mit gestreckten	
(unterer Rücken)	Beinen	1 x 10-15
Brust	Schrägbankdrücken	1 x 8-12
	Erhöhte Liegestütz oder	
	Bankdrücken	1 x 8-12
Rücken	Klimmzüge	2 x 8-12
	Rudern, vorgebeugt	1 x 8-12
Waden	Wadenheben auf einem Bein	2 x 12-20
	Wadenheben, freistehend	1 x max.
Trizepse	Trizepsdrücken, liegend	1 x 8-12
Bizepse	Langhantelcurls, stehend	1 x 8-12
Bauch	Bauchpressen	1 x 15-20

Hinweis: Führen Sie für jede Muskelgruppe einen Aufwärmsatz durch; dazu empfiehlt sich die erste Übung für diese Muskelgruppe und 50% Ihres üblichen Trainingsgewichtes.

* Die Military Press gleicht dem stehenden Nackendrücken, allerdings wird die Langhantel vor dem Kopf heruntergeführt.

** Ein Supersatz bedeutet, die zweite Übung direkt im Anschluß an die erste auszuführen, in diesem Fall Seitheben zur isolierten Vorermüdung, ohne Pause gefolgt von aufrechtem Rudern. Eine Verschnaufpause von 45 Sekunden ist erst einzulegen, bevor der zweite Supersatz beginnt.

Die Änderungen im ursprünglichen LE-Programm wurden nicht willkürlich vorgenommen, sondern fußen auf den folgenden Prinzipien der Spezialisierung:

Priorität: Als erstes haben wir die Belastung des schwachen Körperteils an den Anfang unseres Trainings verlegt. So können wir ihn mit größter Energie und frischem Enthusiasmus trainieren. Das empfiehlt sich für alle Muskelgruppen, die in ihrer Entwicklung zurückbleiben, ausgenommen Bizeps und Trizeps. Sie an den Anfang des Trainings zu stellen, würde andere Übungen beeinträchtigen, weil die Trizepse etwa beim Bankdrücken schon stark ermüdet wären, ebenso wie die Bizepse bei den Klimmzügen und beim Rudern. Wenn Sie sich also auf diese Muskeln spezialisieren möchten, sollten sie trotzdem erst am Ende der Trainingseinheit gezielt belastet werden.

Variation: Wir haben zudem die Übungen gewechselt, um das schwache Körperteil neuen Wachstumsreizen auszusetzen. Nakkendrücken sitzend wurde durch die Military Press ersetzt, und beim aufrechten Rudern, ausgeführt nach einem Satz Seitheben, wurde die Langhantel gegen Kurzhanteln ausgetauscht. Speziell dieser Supersatz – eine Isolationsübung zur Vorermüdung, gefolgt von einer zusammengesetzten Übung, bei der andere Muskeln unterstützen – steigert die Intensität sehr effektiv.

Vorermüdung: Wie schon in Kapitel 5 beschrieben, erfordert diese Technik zunächst eine Übung über ein Gelenk (Isolation), um den

Muskel zu ermüden, an die sich unmittelbar eine Grundübung für dieselbe Muskelgruppe anschließt. Dieser Supersatz steigert die Intensität erheblich und produziert einen vollen, muskelaufbauenden Pump.

In unserem Beispiel wird die Kraft des Bizeps beim Rudern stehend mit einbezogen, um die durch Seitheben bereits erschöpften Deltoiden noch einmal voll zu fordern. Das bringt nicht nur einen gewaltigen Pump, sondern steigert auch die Kraft exponentiell. Das Prinzip der Vorermüdung ist sehr viel simpler, als es auf den ersten Blick scheinen mag. Es genügt vollauf, wenn Sie die Theorie dahinter verstanden haben, die Feinheiten können Sie getrost vernachlässigen. Viel wichtiger ist, daß Sie erfahren, wie Sie die Spezialisierungs-Trainingspläne am Ende dieses Kapitels anwenden müssen, um Übertraining zu vermeiden.

Höheres Trainingsvolumen für ein Körperteil: Als nächstes haben wir die Zahl der Sätze für die Schultern leicht gesteigert. So erschöpfen wir mehr Muskelfasern. Die Zahl der Sätze wurde von vier auf sechs erhöht, keine Riesensteigerung, aber sehr effektiv, wenn die Intensität eines jeden Satzes hoch genug ist.

Niedrigeres Gesamt-Trainingsvolumen: Während wir die Anzahl der Sätze für die Schultern geringfügig gesteigert haben, nahm die Gesamtzahl der Sätze dieser Trainingseinheit von 22 auf 20 ab. Warum zwei Sätze weniger? In erster Linie aufgrund der gestiegenen Intensität. Indem Sie die Schultern vorermüden, steigern Sie die Intensität und verbrauchen mehr Energie (Erholungsfähigkeit), also muß die Gesamtzahl der Sätze abnehmen, um das zu kompensieren. Sie sollten die Gesamtzahl der Sätze *wirklich* reduzieren: Denken Sie an Arthur Jones und sein Plateau von 80 Kilo Körpergewicht.

Übungen zur Spezialisierung

Nachdem Sie einen Einblick in die Prinzipien der Spezialisierung gewonnen haben, hier nun ein paar Trainingsempfehlungen für schwache Körperteile (Übungsbeschreibungen in Anhang B):

vordere Oberschenkel	Kniebeugen	2 x 10-15
	Supersatz:	
	Beinstrecken	2 x 8-12
	+ abwechselnde Ausfallschritte	2 x 8-12
hintere Oberschenkel	**Supersatz:**	
	Beincurls	2 x 8-10
	+ Kreuzheben mit gestreckten Beinen	2 x 8-10
Brust	Dips	2 x 8-12
	Supersatz:	
	Schrägbankdrücken	2 x 8-10
	+ Fliegende Bewegungen auf der Schrägbank	2 x 8-10
Rücken	Rudern, vorgebeugt	2 x 8-12
	Supersatz:	
	Überzüge	2 x 8-10
	+ Klimmzüge zum Nacken	2 x 8-10
Schultern	Nackendrücken, stehend	2 x 8-12
	Supersatz:	
	Seitheben	2 x 8-10
	+ Rudern, aufrecht (Kurz- oder Langhantel)	2 x 8-10
Waden	**Supersatz:**	
	Wadenheben, stehend	2 x 12-20
	+ Beincurls mit gestreckten Zehen	2 x 12-20

Trizepse	**Supersatz:**		
	Trizepsdrücken, liegend	2 x	8-10
	+ Dips mit einwärts gestellten Ellbogen	2 x	8-10
Bizepse	**Supersatz:**		
	Kurzhantelcurls, sitzend	2 x	8-10
	+ Klimmzüge mit Untergriff	2 x	8-10
Unterarme	**Supersatz:**		
	Handgelenkcurls	2 x	8-10
	+ Curls, revers (Hantel im Obergriff)	2 x	8-10
Bauch	**Supersatz:**		
	Bauchpressen	2 x	15-25
	+ Bauchpressen, revers	2 x	max.

Dies sind höchst wirkungsvolle Kombinationen, welche Sie mit Umsicht in Ihr Trainingsprogramm einbauen sollten. Denken Sie immer daran: Nicht mehr als eine Spezialisierungskombination pro LE-Trainingseinheit! Weitere Tips können Sie den Trainingsprogrammen für einzelne Körperteile in Kapitel 7 entnehmen. Den Frauen empfehle ich jeweils einen Supersatz pro Kombination anstelle der hier angeführten zwei.

Spezialisierungsplan

Nach sechs Monaten regelmäßigen Trainings mit dem LE-Programm aus Kapitel 4 verspüren Sie vielleicht den Wunsch, dieses an Ihre individuelle Körperentwicklung anzupassen. Falls nicht, behalten Sie das Normalprogramm in den folgenden sechs Monaten bei, fügen Sie aber jede Woche die eine oder andere Intensitätstechnik ein. Als Fortgeschrittener werden Sie die Spezialisierungsprogramme sicher benötigen, übergehen Sie den folgenden Teil also nicht – es ist wichtig, daß Sie die Techniken verstehen. Hier eine Strategie für das zweite halbe Trainingsjahr:

Trainingsplan für die Monate 7-12

Woche 1-4: Arbeiten Sie Spezialisierungen für Ihr schwächstes Körperteil in das LE-Programm ein. Die Intensitätstechniken können sparsam im restlichen Training eingesetzt werden.

Woche 5-6: Zurück zum normalen LE-Programm. Beenden Sie alle Sätze kurz vor dem Muskelversagen.

Woche 7-10: Arbeiten Sie Spezialisierungen für ein anderes schwaches Körperteil in das LE-Programm ein. Die Intensitätstechniken können sparsam im restlichen Training eingesetzt werden.

Woche 11-12: Zurück zum normalen LE-Programm. Beenden Sie alle Sätze kurz vor dem Muskelversagen.

Woche 13-16: Spezialisierung auf ein schwaches Körperteil. Die Intensitätstechniken können sparsam im restlichen Training eingesetzt werden.

Woche 17-18: Zurück zum normalen LE-Programm. Beenden Sie alle Sätze kurz vor dem Muskelversagen.

Woche 19-22: Spezialisierung auf ein schwaches Körperteil. Die Intensitätstechniken können sparsam im restlichen Training eingesetzt werden.

Wochen 23-24: Zurück zum normalen LE-Programm. Beenden Sie alle Sätze kurz vor dem Muskelversagen.

Am Ende des zweiten Trainingshalbjahres sollten Sie überlegen, ob Sie für das im nächsten Kapitel beschriebene Fortgeschrittenenprogramm bereit sind. Wenn Sie das oben beschriebene Training mit dem der ersten sechs Monate vergleichen, werden Sie feststellen, daß die Intensivphasen von sechs auf vier Wochen verkürzt worden sind. Das ist schnell erklärt: In diesem Trainingsplan sind Intensitätstechniken und kräftezehrende Spezialisierungsprogramme einbezogen. Die hohe Belastung kann bereits nach fünf oder sechs Wochen zu Übertraining führen, im Gegensatz zum Anfänger-Programm, wo diese Gefahr erst nach acht bis neun Wochen droht. Die Verkürzung der intensiven Phasen erlaubt eine bessere Erholung und beugt Übertraining vor.

Erfolgreiche Spezialisierung erfordert neben einer genauen Vorstellung dessen, was Sie erreichen wollen, auch eine maßvolle Anwendung der entsprechenden Programme. Denken Sie stets daran, und Sie werden Ihrem Körper mit unserer phasenorientierten Trainingstrategie eine symmetrische, kraftvolle Erscheinung verleihen.

Tips zur Spezialisierung

- Spezialisierung wird erst interessant, wenn Sie mindestens sechs Monate ernsthaft und regelmäßig trainiert haben.
- Steigern Sie die Belastung für ein schwächeres Körperteil nur geringfügig. Die Gesamtzahl der Sätze sollte abnehmen.
- Spezialisieren Sie sich immer nur auf ein Körperteil pro Trainingsphase, sonst wird die Belastung zu groß.
- Wechseln Sie die Übungen nach Belieben. Alternativen finden Sie in Anhang B, zusammen mit Übungsbeschreibungen.
- Sie können trotz Spezialisierung ruhig einige Intensitätstechniken einbauen. Beim zuvor beschriebenen Schultertraining etwa lassen sich nach einem Satz Nackendrücken noch ein paar Wiederholungen mit eingeschränkter Erholung anhängen, bevor Sie beim Seitheben bis zum Muskelversagen

gehen und schließlich beim aufrechten Rudern 1 1/4 Wiederholungen anwenden. Auch im übrigen Training können Sie Intensitätstechniken maßvoll verwenden, doch ist hier Vorsicht angebracht: Zehn Sätze mit Intensitätstechniken sollten die absolute Obergrenze sein, weniger wäre besser. Vergessen Sie nicht, daß auch die Vorermüdung in den Supersätzen schon eine Intensitätstechnik darstellt. Achten Sie auf Ihre Fortschritte. Übertraining müssen Sie meiden wie die Pest!

Illusionäre Spezialisierung für Frauen

Dem weiblichen Heimstudioneuling wird das enorme Bodyshaping-Potential des Gewichtstrainings nicht lange verborgen bleiben; erste Erfolge stellen sich schon sehr bald ein. Und wie jeder andere Heimstudio-Enthusiast möchten Sie sich nach sechs Monaten regelmäßigen Trainings vielleicht ebenfalls spezialisieren.

Die meisten Frauen haben allerdings kein Interesse an den Proportionen eines Bodybuilders. Ihre Vorstellung vom idealen Körper entspricht vielmehr der Form einer Sanduhr, die sportliche Erscheinung mit einem leichten Muskeltonus verbindet. Wenn Sie sich mit diesem Ziel anfreunden können, dann ist illusionäre Spezialisierung genau das Richtige für Sie. Diese Strategie wurde von Vince Gironda, Golds Gym-Inhaber im Norden von Hollywood und eine Autorität mit jahrzehntelanger Bodybuilding-Erfahrung perfektioniert. Illusionäre Spezialisierung heißt nichts Anderes, als bestimmte körperliche Schwächen durch gezieltes Training anderer Körperpartien auszugleichen und so den Eindruck einer optimalen Figur zu erreichen. Auf der nächsten Seite folgt eine Auflistung einiger Körperteile, auf die Sie sich vielleicht spezialisieren möchten. Sie arbeiten dabei mit jenen Intensitätstechniken, die wir auf den letzten Seiten vorgestellt haben.

Wenn Ihre Taille oder die Hüften zu breit sind, spezialisieren Sie sich auf Schultern und Rücken, damit Hüften und Unterkörper schmaler wirken.

Wenn Ihre Beine zu dünn sind, spezialisieren Sie sich auf Waden und Oberschenkel. Wählen Sie bei den Oberschenkelübungen einen engen Stand, damit die äußeren Quadrizepse stärker gefordert werden.

Wenn Ihre Arme zu schmal sind, fügen Sie gegen Ende Ihres Frauen-LE-Programms etwas Armtraining an; ein bis zwei zusätzliche Sätze Curls und Trizepsdrücken sollten genügen (das Frauenprogramm ist kürzer als der LE-Plan für Männer, deshalb darf hier die Zahl der Sätze erhöht werden).

Wenn Ihre Brust zu klein oder schlaff ist, konzentrieren Sie sich auf das Brusttraining, um die Muskeln unter dem Gewebe zu vergrößern. Trainieren Sie auch den Rücken intensiver, um Ihre Haltung zu verbessern.

Wenn Sie ein flaches oder schlaffes Gesäß haben, führen Sie zwei zusätzliche Sätze Hantelkniebeugen durch; die Gesäßmuskeln werden so stärker belastet als durch die Variante auf einem Bein.

Spezialisieren Sie sich immer nur auf ein einzelnes Körperteil. Für Ihre Sanduhrfigur empfiehlt sich ein solches Phasentraining:

Spezialisierungplan für Frauen

Woche 1-4: Spezialisieren Sie sich auf die Schultern, um die optische Wirkung von Hüfte und Taille abzuschwächen.

Woche 5-6: Zurück zum normalen LE-Frauen-Programm.

Woche 7-10: Spezialisieren Sie sich auf den Rücken.

Woche 11-12: Zurück zum normalen LE-Frauen-Programm.

Woche 13-16: Spezialisieren Sie sich auf die Schultern oder auf ein anderes Körperteil

Wenn Sie sich für vier Wochen auf den Rücken konzentrieren, sieht Ihr Trainingsprogramm folgendermaßen aus:

Spezialisierungsprogramm (Rücken) für Frauen

Montag, Mittwoch, Freitag

Rücken	Klimmzüge (abgestützt falls nötig)	1 x max
	Supersatz:	
	Kurzhantelüberzüge	1 x 8-10
	+ Rudern, vorgebeugt	1 x 8-10
vord. Oberschenkel und Gesäß	Kniebeugen	2 x 10-15
hint. Oberschenkel (unterer Rücken)	Kreuzheben mit gestreckten Beinen	2 x 10-15
Brust	Bankdrücken	2 x 8-12
Schultern	Rudern, aufrecht	2 x 8-12
Waden	Wadenheben auf einem Bein	1 x 12-20
Bauch	Bauchpressen	2 x 10-25

Beachten Sic, daß die Zahl der Sätze beim Wadenheben auf einem Bein von zwei auf einen reduziert wurde, um die Belastung durch den zusätzlichen Satz für den Rücken zu kompensieren.

Ein letztes Wort an die Frauen: Führen Sie die Spezialisierungs-Sätze (in unserem Beispiel drei) bis zum positiven Muskelversagen durch, d.h. solange, bis keine weitere Wiederholung mehr möglich ist. Die anvisierten Muskeln werden so stärker gefordert und wachsen schneller. Das wird Ihnen helfen, Ihre Figur schneller und effektiver ins rechte Licht zu rücken. Es macht wirklich keinen

Unterschied, ob Sie als Frau Ihre Figur etwas kurvenreicher gestalten oder als Bodybuilderin Ihre Symmetrie verbessern möchten. Die Strategie ist immer die Gleiche: Spezialisierung. Analysieren Sie Ihren Körper, stellen Sie fest, welche Partie ein wenig mehr Aufmerksamkeit bedarf und stellen Sie Ihr Training so um, daß Sie genau diese Muskeln zum Wachsen bringen.

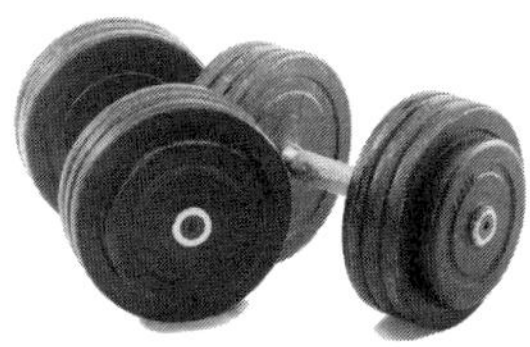

7 Heimtraining für Fortgeschrittene

»Fortgeschritten« ist ein relativer Begriff. In der Welt des Kraftsports charakterisiert diese Bezeichnung einen Athleten, der nach einigen Jahren Training an Wettkämpfen teilnimmt. Für uns bedeutet fortgeschritten, daß ein Sportler die Grundübungen kennt und einen Trainingsplan wie das LE-Programm mittels Austauschübungen und Spezialisierungstechniken auf die eigenen Bedürfnisse zuschneiden kann. Dieses Stadium wird im allgemeinen nach einem Jahr regelmäßigen Trainings erreicht.

Wenn Sie dieses »Einführungsjahr« hinter sich haben, wissen Sie ziemlich genau, welche Übungen in Ihrem Heimstudio möglich und wie sie durchzuführen sind. Überdies haben Sie bereits Erfahrungen gesammelt, wie Ihr Körper auf unterschiedliche Trainingsintensitäten und Programme reagiert. Vermutlich haben Sie sogar schon Anpassungen vorgenommen, um diesen Beobachtungen Rechnung zu tragen. Jetzt ist es an der Zeit, eine Entscheidung zu treffen: Entweder möchten Sie beim Zwischenprogramm und seinen Spezialisierungsmöglichkeiten bleiben, oder Sie wollen etwas Neues probieren. Die Entscheidung hängt von Ihren bisherigen Fortschritten und Ihren Zielen ab.

Wenn Sie noch eine andere Sportart ausüben oder mit einem anstrengenden Job zu kämpfen haben, können Sie vermutlich nicht viel mehr Zeit für Ihr Training aufbringen, als das Zwischenprogramm ohnehin schon erfordert (mehr dazu in Kapitel 8). Vielleicht trainieren Sie auch nur für eine gesunde, athletische Figur und sind mit dem Zwischenprogramm und seinen Spezialisierungstechniken vollauf zufrieden. Sie können damit Ihre Ziele erreichen, ohne noch mehr wertvolle Zeit zu opfern.

Wenn Sie Ihren Muskelaufbau aber bis an die Grenzen ausreizen wollen, mit einer *vollständigen* Entwicklung aller wichtigen Muskelgruppen, dann sind Sie sicher auch bereit, den nächsten Schritt zu wagen und mit einem vielseitigeren und anspruchsvollerem Training zu beginnen.

Ein häufiger Fehler

Beinahe alle Top-Bodybuilder haben eine Vielzahl von Übungen für einzelne Körperteile in ihrem Trainingsprogramm. Grundlage dafür ist die Theorie, daß man jede Muskelgruppe aus so vielen Winkeln wie nur möglich trainieren muß, damit sie sich maximal entwickeln kann.

Fast alle dieser Trainingsprogramme weisen aber ein Manko auf – zu viele Überschneidungen. Pro Trainingseinheit werden gleiche Winkel oft mehrmals trainiert. Wenn die Schultern beim Nackendrücken mit einer Langhantel und anschließend mit Kurzhanteln trainiert werden, belasten beide Bewegungen die Schultern auf gleiche Weise. So kommt es, daß die meisten Bodybuilder zwar viele verschiedene Übungen für einen bestimmten Körperteil verwenden, dabei aber keiner Strategie folgen. Dieser »Shotgun«-Ansatz ist bis zu einem gewissen Grad sogar recht wirksam, aber er ist nicht besonders effektiv. Besonders jene, die sich dem »Natural Bodybuilding« – dem Training ohne anabole Steroide – verschrieben haben, sollten die Trainingsprogramme Ihrer Vorbilder nicht unreflektiert übernehmen.

Sie wissen bereits, daß Leistungseffizienz Nachdenken und Analyse erfordert. Wenn wir alle Übungen prüfen, die uns für einen Muskel zur Verfügung stehen, und dabei die Funktion dieses Muskels nicht außer acht lassen wollen, empfiehlt sich eine bessere Strategie für vollständige Entwicklung – das »Belastungs-Positions (BP)-Prinzip«.

Das Belastungs-Positions-Prinzip

Grundsätzlich kann jeder Muskel in drei Positionen belastet werden: in der gestreckten, der mittleren und der voll kontrahierten Position. Wenn wir jeden Muskel in diesen drei Positionen intensiv fordern, wird das eine massive, vollständige Entwicklung zur Folge haben. Der Trizeps soll uns als Beispiel dienen:

Die *gestreckte* Position ist erreicht, wenn sich Ihr Oberarm seitlich neben dem Kopf befindet, der Unterarm bis in den Nacken gebeugt ist und die Fingerknöchel fast die Schultern berühren, so wie im untersten Teil der Bewegung beim stehenden Trizepsdrücken.

Die *mittlere* Position ist erreicht, wenn sich Ihre Arme wie beim Bankdrücken vor dem Oberkörper befinden. Sie können den Muskel in dieser Position mit allen Trizepsübungen, bei denen Sie auf dem Rücken liegen, hervorragend belasten.

Die voll *kontrahierte* Position ist erreicht, wenn die Arme am Körper vorbei gestreckt werden und die Ellbogen durchgedrückt sind. In dieser Position kann der Muskel mit Trizeps-Kickbacks (Oberkörper vorgebeugt) oder einarmigem Trizepsdrücken an der Zugmaschine belastet werden.

Wenn Sie den Muskel in diesen drei Positionen wirklich hart fordern, werden sich Ihre Trizepse bei jedem Training derart aufpumpen, daß sie fast zu platzen scheinen. Für schnellsten Muskelzuwachs in kürzester Zeit sollten Sie alle Muskelgruppen in diesen drei Belastungspositionen trainieren. Hier eine Aufstellung der Belastungspositionen für alle wichtigen Muskelgruppen:

Oberschenkel
Mittel: Kniebeugen oder Beinpress-Bewegungen
Gestreckt: Unterer Teil einer Sissy Kniebeuge, Oberschenkel und Oberkörper etwa in einer Linie, Waden gegen die Beinbizepse gedrückt
Kontrahiert: Oberer Teil der Bewegung beim Beinstrecken, Oberschenkel und Oberkörper im rechten Winkel zueinander, Knie und Füße durchgestreckt

Hintere Oberschenkel
Mittel: Mittlerer bis oberer Teil der Bewegung beim Kreuzheben mit gestreckten Beinen
Gestreckt: Unteres Drittel der Bewegung beim Kreuzheben mit gestreckten Beinen
Kontrahiert: Oberer Teil der Bewegung bei Beincurls, Hüfte und Rücken auf einer Linie, Waden gegen die Beinbizepse gedrückt und die Zehen in Richtung der Schienbeine angezogen

Waden

Mittel: Beincurls mit angezogenen Zehen

Gestreckt: Unterer Teil der Bewegung beim vorgebeugten Wadenheben, die Zehen ruhen auf einem hohen Wadenblock und der Gastrocnemicus ist voll gedehnt; die Zehen leicht einwärts gerichtet, die Knie durchgedrückt, der Oberkörper im rechten Winkel vorgebeugt

Kontrahiert: Oberer Teil der Bewegung beim stehenden Wadenheben, der Körper ruht auf den Zehenspitzen; Hüfte und Knie durchgedrückt und die Zehen leicht auswärts gerichtet

Obere Brust

Mittel: Alle Drückbewegungen auf der Schrägbank (die Lehne zeigt nach oben)

Gestreckt: Unterer Teil der Bewegung bei fliegenden Bewegungen auf der Schrägbank (Lehne zeigt nach oben), die Ellbogen befinden sich hinter dem Körper

Kontrahiert: Gestreckte Arme vor der oberen Brust gekreuzt (bei Crossovers an der Zugmaschine oder fliegenden Bewegungen, bei denen die Hanteln aneinander vorbei geführt werden)

Untere Brust

Mittel: Bankdrücken oder Drücken auf der negativ (nach unten) geneigten Bank

Gestreckt: Unterer Teil der Bewegung bei fliegenden Bewegungen auf der abwärts geneigten Bank, die Ellbogen befinden sich unterhalb des Körpers

Kontrahiert: Gestreckte Arme vor der unteren Brust gekreuzt

Rücken (Latissimus dorsi)
Mittel: Klimmzüge zur oberen Brust oder Front-Latziehen zur oberen Brust
Gestreckt: Beginn der Bewegung bei Überzügen, Oberarme hinter dem Kopf und die Ellbogen etwas unter Körperniveau
Kontrahiert: Oberer Teil der Bewegung bei Klimmzügen mit Untergriff oder unterer Teil der Bewegung beim Latziehen mit Untergriff, die Ellbogen unten und hinter dem Körper

Mittlerer Rücken (Trapezius)
Mittel: Klimmzüge zum Nacken
Gestreckt: Startposition der Bewegung beim Rudern sitzend an der Zugmaschine oder beim vorgebeugtem Rudern; Oberkörper vorgebeugt (Winkel zu den Beinen unter 90°), Arme gestreckt
Kontrahiert: Endposition der Bewegung beim Rudern sitzend an der Zugmaschine oder bei vorgebeugtem Rudern; Oberkörper gerade, Ellbogen hinter dem Körper, leicht vom Körper weg gespreizt, Schulterblätter zusammen

Bauch
Mittel: Kniebeugen, Nackendrücken stehend etc. – alle Übungen, bei denen der Oberkörper gerade gehalten werden muß
Gestreckt: Unterer Teil beim Situp auf dem Roman Chair – die Ausführung ist allerdings zu gefährlich, vor allem, wenn Sie eine genetisch bedingte Schwäche der Bauchdecke haben; ein Bruch (Hernie) könnte die Folge sein. Verzichten Sie auf diese Position.
Kontrahiert: Oberer Teil der Bewegung beim Bauchpressen, das Brustbein in Richtung Becken gebracht

Schultern (seitliche Muskelköpfe)
Mittel: Drücken über dem Kopf, alle Bewegungen
Gestreckt: Unterer Teil der Bewegung beim Seitheben mit einem Arm (liegend auf einer leicht aufwärts geneigten Bank), der Arm befindet sich schräg vor dem Körper
Kontrahiert: Obere Position beim Rudern stehend, die Hantelstange etwa auf Nasenhöhe; Oberarme seitlich ausgestellt und leicht aufwärts zeigend

Trizepse
Mittel: Trizepsdrücken liegend
Gestreckt: Trizepsdrücken über Kopf
Kontrahiert: Oberer Teil der Bewegung bei Kurzhantel-Kickbacks oder unterer Teil der Bewegung beim einarmigen Trizepsdrükken an der Zugmaschine

Bizepse
Mittel: Oberarm gestreckt und leicht vor dem Körper gehalten, wie bei stehenden Curls
Gestreckt: Unterer Teil der Bewegung bei Kurzhantelcurls auf der Schrägbank (Lehne zeigt nach oben), Arm gestreckt und leicht hinter dem Körper
Kontrahiert: Oberarm am Körper angelegt, Unterarm an den Bizeps gepreßt, das Handgelenk *nach außen gedreht*. Diese Position ist nicht einfach einzunehmen, aber bei Konzentrationscurls kommt man nah an die optimale Postion heran

Unterarme (Flexoren, Unterseite)
Mittel: Klimmzüge, Curls etc. mit Untergriff, kann durch die Griffhaltung auch bei vielen anderen Übungen erreicht werden

Gestreckt: Unterer Teil der Bewegung bei Unterarmcurls auf einer leicht aufwärts gestellten Bank
Kontrahiert: Oberer Teil der Bewegung bei Unterarmcurls auf einer leicht abwärts geneigten Bank

Unterarme (Extensoren: Oberseite)
Mittel: Curls, revers (Hantel im Obergriff)
Gestreckt: Unterer Teil der Bewegung bei reversen Unterarmcurls auf einer leicht aufwärts gestellten Bank
Kontrahiert: Oberer Teil der Bewegung bei reversen Unterarmcurls auf einer leicht abwärts geneigten Bank

Die BP-Heimtrainingsprogramme

Mit den vorausgegangenen Erklärungen können Sie sich vermutlich schon ein passendes Trainingsprogramm ausmalen. Wenn Sie gut überlegt haben, ist Ihnen vielleicht aufgefallen, daß einige Übungen bereits zwei der drei notwendigen Positionen abdecken. Das macht diese Übungen besonders effektiv; ihre Anwendung erlaubt Ihnen eine bessere Erholung vom Training, da Sie alle drei Postionen für eine Muskelgruppe mit nur zwei Übungen belasten können. Kreuzheben mit gestreckten Beinen z.B. trainiert die mittlere und die gestreckte Position des Beinbizeps.

Lassen Sie uns einen Blick auf das ultimative Programm für Fortgeschrittene werfen – einen Trainingsplan, der alle Möglichkeiten Ihres Heimstudios ausschöpft. Trainiert wird nach dem Split-System an vier Tagen pro Woche (»*M*« steht für mittel, »*G*« für gestreckt und »*K*« für kontrahiert):

BP-Vier Tage-Split-Programm

Montag und Donnerstag

vord. Oberschenkel	Kniebeuge *M*	2 x 10-15
	Sissy-Kniebeuge *G*	2 x 10-15
	Beinstrecken *K*	1 x 10-15
hint. Oberschenkel	Kreuzheben *M+G*	2 x 10-15
	Beincurls *K*	1 x 10-15
Waden	Beincurls (Zehen angezogen) *M*	2 x 12-20
	Wadenheben, vorgebeugt *G*	2 x 12-20
	Wadenheben, aufrecht *K*	1 x 12-20
Obere Brust	Schrägbankdrücken *M*	2 x 8-12
	Fliegende Bewegungen auf der Schrägbank *G+K*	2 x 8-12
Untere Brust	Dips oder Bankdrücken *M*	2 x 8-12
	Fliegende Bewegungen auf der abwärts geneigten Bank *G+K*	2 x 8-12
Trizepse	Trizepsdrücken, liegend *M*	2 x 8-12
	Trizepsdrücken über Kopf *G*	2 x 8-12
	Kickbacks *K*	1 x 8-12

Dienstag und Freitag

Latissimus dorsi	Klimmzüge zur Brust *M*	2 x 8-12
	Kurzhantelüberzüge *G*	2 x 8-12
	Klimmzüge im Untergriff *K*	1 x 8-12
Trapezius	Klimmzüge zum Nacken *M*	2 x 8-12
	Rudern, vorgebeugt *G+K*	2 x 8-12
Schultern	Nackendrücken *M*	2 x 8-12
	Seitheben mit einem Arm auf der Schrägbank *G*	2 x 8-12

	Rudern, aufrecht mit weitem Griff *K*	2 x 8-12
Bizepse	Langhantelcurls *M*	2 x 8-12
	Kurzhantelcurls, sitzend auf der Schrägbank *G*	1 x 8-12
	Konzentrationscurls *K*	1 x 8-12
Bauch	Bauchpressen *K*	2 x 15-20

Dieses Vier Tage-Programm wird Ihre Muskeln völlig neu stimulieren und mit seinen 20 bis 26 Sätzen pro Trainingseinheit für neues Wachstum sorgen. Sogar Sportler mit unterdurchschnittlicher genetischer Veranlagung – gemeint sind jene Hardgainer, die etwa 60% der Kraftsportler stellen – können über kurze Zeiträume hinweg (vier Wochen oder weniger) von diesem Programm profitieren. Für diejenigen unter Ihnen, die mit überdurchschnittlichen Erbanlagen gesegnet sind (schwerer Knochenbau, leichter Muskelaufbau; eher die Minderheit) an dieser Stelle ein Drei Tage-Split-Programm, das den Körper noch mehr fordert – zu verwenden im Rhythmus von drei Trainingstage/ein Erholungstag/drei Trainingstage (ideal), oder als Sechs Tage-Training, gefolgt von einem Erholungstag.

BP-Sechs Tage-Split-Programm

Tag 1

vord.Oberschenkel	Kniebeuge *M*	3 x 10-15
	Sissy-Kniebeuge *G*	2 x 10-15
	Beinstrecken *K*	2 x 10-15
hint.Oberschenkel	Kreuzheben mit gestreckten Beinen *M+G*	3 x 10-15
	Beincurls *K*	3 x 10-15

Waden	Beincurls (Zehen gestreckt) *M*	2 x 12-20
	Wadenheben, vorgebeugt *G*	2 x 12-20
	Wadenheben *K*	2 x 12-20
Tag 2		
Obere Brust	Schrägbankdrücken *M*	2 x 8-12
	Fliegende Bewegungen auf der Schrägbank *G+K*	2 x 8-12
Untere Brust	Dips oder Bankdrücken *M*	2 x 8-12
	Fliegende Bewegungen auf der abwärts geneigten Bank *G+K*	2 x 8-12
Latissimus dorsi	Klimmzüge zur Brust *M*	2 x 8-12
	Kurzhantelüberzüge *G*	2 x 8-12
	Klimmzüge mit Untergriff *K*	2 x 8-12
Trapezius	Klimmzüge zum Nacken *M*	2 x 8-12
	Rudern, vorgebeugt *G+K*	2 x 8-12
Bauch	Bauchpressen *K*	3 x 15-20
Tag 3		
Schultern	Nackendrücken *M*	3 x 8-12
	Seitheben mit einem Arm, liegend auf der Schrägbank *G*	2 x 8-12
	Rudern aufrecht *K*	2 x 8-12
Trizeps	Trizepsdrücken, liegend *M*	2 x 8-12
	Trizepsdrücken über Kopf *G*	2 x 8-12
	Kickbacks *K*	1 x 8-12
Bizeps	Langhantelcurls *M*	2 x 8-12
	Kurzhantelcurls, sitzend auf der Schrägbank *G*	1 x 8-12
	Konzentrationscurls *K*	1 x 8-12

Unterarmflexoren	Handgelenkcurls (aufwärts gestellte Bank) *G*	1 x	8-12
	Handgelenkcurls (abwärts geneigte Bank) *K*	1 x	8-12
Unterarmextensoren	Curls, revers *M*	1 x	8-12
	Handgelenkcurls, revers (aufwärts gestellte Bank) *G*	1 x	8-12
	Handgelenkcurls, revers (abwärts geneigte Bank) *K*	1 x	8-12

Anmerkungen zum BP-Training

- Die Muskeln müssen immer zunächst in der mittleren Position belastet werden, dann in der gestreckten und zuletzt in der kontrahierten. Die gefährlichste dieser Positionen ist die gestreckte. Aus diesem Grund wird sie erst durchgeführt, nachdem der Muskel bereits durch eine Übung in der mittleren Position aufgewärmt worden ist. Die Kontraktions-Übung kommt als letztes, weil sie den Muskel am meisten fordert; die hohe Belastung in der kontrahierten Position erlaubt, die verbliebenen Glykogen-Reserven zu erschöpfen.
- Ohne eine geeignete Crossover-Kabelzugmaschine ist es sehr schwer, die untere und obere Brust in der kontrahierten Position zu trainieren. Daher sollten Sie am Ende einer Wiederholung bei fliegenden Bewegungen versuchen, die Muskeln bewußt für ein oder zwei Sekunden anzuspannen. Als Alternative können die Hanteln auch in der oberen Position aneinander vorbeigeführt werden, um eine volle Kontraktion zu erreichen (alternierend – einmal der linke Arm oben, einmal der rechte; die Arme aber weitgehend gestreckt lassen; Vorsicht bei höheren Gewichten).

- Für das Unterarmtraining (im Vier Tage-Plan nicht enthalten) können Sie Ihre Bank am besten mit dem in Kapitel 1 beschriebenen Wadenblock schräg stellen. Für Bewegungen auf der aufwärts geneigten Bank wählen Sie das obere Ende; für Übungen, die eine abwärts geneigte Bank erfordern, das untere Ende.
- Sollten Sie in Versuchung geraten, weitere Sätze hinzuzufügen – kämpfen Sie dagegen an! Eine Zahl um 24 stellt das Maximum pro Trainingseinheit dar.
- Versuchen Sie, bei jedem neuen Satz ein wenig zu variieren – eine leicht veränderte Fußstellung, ein weiterer oder engerer Griff, etc. Das bringt noch mehr Abwechslung in Ihr Training.
- Wenn Sie für das Fortgeschrittenenprogramm noch nicht bereit sind, können Sie jeden der Körperteil-Pläne auch zur Spezialisierung verwenden. Vielleicht arbeiten Sie die BP-Oberschenkelübungen in den normalen Drei Tage-LE-Plan ein, wenn Sie z.B. Ihre Quadrizepse besonders fordern möchten. Folgen Sie dabei den Anweisungen in Kapitel 6 und dem Spezialisierungsplan.
- Die korrekte Fußposition beim Wadentraining (Wadenheben stehend und vorgebeugt) ist manchmal nicht einfach einzunehmen. Bei der kontrahierten Position im oberen Teil der Bewegung zeigen die Zehenspitzen leicht nach außen, während die gestreckte Position im unteren Teil verlangt, daß die Zehen nach innen gerichtet sind. Sie sollten daher bei jeder Wiederholung versuchen, die Füße *leicht* zu drehen. Wenn Ihnen das zu kompliziert erscheint, können Sie auch je einen Satz von beiden Fußstellungen durchführen.
- Die Griffweite bei Grundübungen wie Bankdrücken oder Nackendrücken spielt ebenfalls eine Rolle: ein enger Griff

bietet zwar mehr Bewegungsspielraum, belastet aber die unterstützende Muskulatur stärker als ein weiter Griff. Andererseits trainiert ein weiter Griff den Muskel gezielter, schränkt aber den Bewegungsspielraum ein. Eine mittlere Griffweite ist hier wohl der beste Kompromiß, doch das sollte Sie nicht davon abhalten, von Zeit zu Zeit etwas zu variieren; Abwechslung stimuliert das Muskelwachstum immer noch am besten.

- Sie fragen sich bestimmt, warum Bizepse, Trizepse und Unterarme mit weniger Sätzen trainiert werden als der Rest des Körpers. Das hängt mit der starken indirekten Beteiligung dieser Muskeln an vielen anderen Bewegungen zusammen. Die Bizepse werden bei den meisten Zugübungen (Klimmzüge, Rudern etc.) mitbelastet, die Trizepse dagegen bei den Drückbewegungen (Bank- und Nackendrücken, Dips etc.), während die Unterarme bei allen Übungen beansprucht werden, die einen festen Griff erfordern (Klimmzüge, Curls, Drücken etc.).
- Wenn Sie bereits länger als ein Jahr mit einem anspruchsvolleren Programm als dem LE-Plan trainiert haben, sollten Sie sich zwei volle Wochen Pause gönnen, bevor Sie sich an unser Trainingsprogramm für Fortgeschrittene heranwagen. Es ist sehr wahrscheinlich, daß Sie sich zu diesem Zeitpunkt schon nahe an der Grenze zum Übertraining befinden, oder bereits übertrainiert sind. Ihr regeneratives System erhält so die Chance, sich von der vorangegangenen Belastung zu erholen. Nach diesen zwei Wochen wenden Sie sich dann mit neuer Energie dem Phasentraining für Fortgeschrittene zu.

Phasentraining für Fortgeschrittene

Das BP-System besteht aus maximal 24 Sätzen pro Trainingseinheit, wofür Sie etwa eine Stunde Zeit benötigen werden. Das Ganze ist zwar sehr effizient, aber Sie haben eine Menge Sätze durchzustehen, vor allem, wenn man bedenkt, daß Sie an mehr als drei Tagen in der Woche trainieren. Falls Sie andauernd nach einem der beiden Split-Systeme trainieren würden, wären Sie sehr schnell übertrainiert. Um das zu vermeiden und Ihr Fortgeschrittenen-Programm so produktiv wie eben möglich zu gestalten, müssen Sie wieder mit Phasen arbeiten. An dieser Stelle nun ein Plan für die Organisation Ihres Fortgeschrittenen-Trainings, mit dem die meisten gut zurechtkommen werden. (Alle Trainingspläne sind in Anhang C noch einmal aufgeführt.)

Trainingsplan für Fortgeschrittene (4 1/2 Monats-Zyklus)

Woche 1-4: BP-Programm, alle Sätze werden bis zum Muskelversagen durchgeführt.

Woche 5-6: BP-Programm, alle Sätze werden bis kurz vor dem Muskelversagen durchgeführt.

Woche 7-10: BP-Programm mit Intensitätstechniken (sparsam einsetzen).

Woche 11-12: BP-Programm, alle Sätze werden bis kurz vor dem Muskelversagen durchgeführt.

Woche 13-16: BP-Programm mit Intensitätstechniken (sparsam einsetzen).

Woche 17-18: BP-Programm, alle Sätze werden bis kurz vor dem Muskelversagen durchgeführt. Falls Sie bereits erste Symptome von Übertraining bei sich feststellen, legen Sie hier besser eine Trainingspause ein. Gönnen Sie sich ein oder zwei Wochen Ruhe.

Wenn dieser Zyklus abgeschlossen ist, beginnen Sie, das Training zu variieren, etwa wie folgt:

> *4 1/2 Monate*: Spezialisierungsplan – Training an zwei bis drei Tagen pro Woche, über den gesamten Zeitraum.
> *Weitere 4 1/2 Monate*: Fortgeschrittenenplan – BP-Programm, vier bis sechsmal pro Woche.
> *Und so weiter*: Wechseln Sie immer Spezialisierungs- und Fortgeschrittenen-Training gegeneinander aus und legen Sie ein bis zwei Wochen Pause ein, wann immer es Ihnen nötig erscheinen sollte. Vier Wochen intensives Training, gefolgt von zwei Wochen moderatem Training, das ist eine bewährte Formel, nach der auch Sie sich richten sollten. Ihr Körper wechselt dann ständig zwischen Alarm- und Widerstands- (Anpassungs-) Phase hin und her.

Vielleicht wundern Sie sich, warum die Intensiv-Phasen in diesem Schema nicht wiederum kürzer sind als im Spezialisierungsplan. Das ist schnell erklärt: Ihre Fähigkeit zur Regeneration ist ebenfalls trainierbar, wenn auch nur in Maßen. Mittlerweile sollten Sie so belastbar sein, daß Sie die Steigerung des Trainingsvolumens beim Übergang zum Vier-Tage-Training verkraften. Trotzdem sollten Sie sich genau beobachten: Sobald Sie meinen, die ersten Symptome von Übertraining zu bemerken, schalten Sie einen Gang herunter. Wenn Sie sich vielleicht in einer der Vier-Wochen-Phasen ausgelaugt fühlen, zögern Sie nicht, früher zu moderatem Training zu wechseln, lassen Sie die Intensitätstechniken beiseite und/oder reduzieren Sie die Gesamtzahl der Sätze.

Flexibilität im BP-Programm

Unser BP-Training basiert auf Logik (den drei Positionen der Muskelkontraktion) und auf maximaler Produktivität (Phasentraining); es sollte aber flexibel angewandt werden. Wenn Sie z.B. in einem Buch oder Magazin ein anderes Brustprogramm entdecken, das Sie gern einmal ausprobieren würden, wechseln Sie es einfach für die Dauer einer Vier-Wochen-Phase gegen den entsprechenden BP-Teil aus. Beachten Sie dabei die Grenze von maximal 24 Sätzen pro Trainingseinheit; eventuell müssen Sie dafür bei anderen Übungen Sätze streichen.

Wenn Ihnen an noch mehr Variation gelegen ist, sollten Sie es mit einigen der in Kapitel 6 aufgeführten Vorermüdungs-Techniken versuchen. In der folgenden Vier Wochen-Phase sollten Sie allerdings wieder auf das BP-Training zurückkommen, weil es zweifellos eine der besten Aufbaustrategien überhaupt darstellt.

*

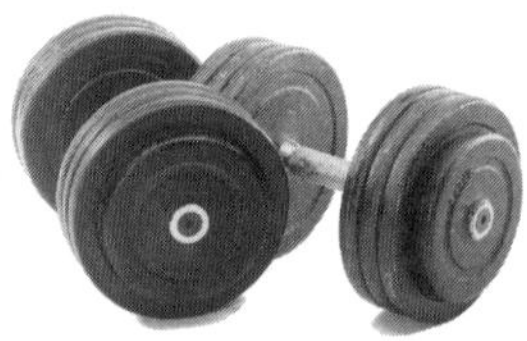

8 Der Heimvorteil

Noch vor zwanzig Jahren war Krafttraining für beinahe alle Sportler tabu. Viele Trainer vertraten die Auffassung, ihre Schützlinge würden dadurch schwerfälliger – zuviel Muskelmasse würde die Beweglichkeit einschränken. Wenn ein Trainer herausfand, daß ein Athlet hinter seinem Rücken heimlich mit Gewichten trainierte, mußte dieser mit ernsten Strafen rechnen.

Heutzutage werden die Sportler von Ihren Trainern geradezu angetrieben, hart und ernsthaft mit Hanteln zu trainieren. Viele amerikanische Footballteams zahlen sogar Prämien, wenn die Spieler in der Saisonpause ein Fitness-Studio besuchen und Muskelmasse aufbauen. Es ist ganz offensichtlich, daß kräftige Footballspieler beim Kampf Mann gegen Mann den besseren Stand haben, und der schnellste Weg zu buchstäblich überwältigender

Körperkraft führt über ein solides Gewichtstraining. Doch nicht nur Footballspieler profitieren davon, Eisen zu stemmen. Athleten aller Disziplinen haben mittlerweile die Vorzüge des Krafttrainings entdeckt. Selbst Rennfahrer heben heute Gewichte, um ihre Fahrzeuge besser kontrollieren zu können.

Solides Krafttraining

Athleten verbringen ungezählte Stunden pro Woche mit dem Training ihrer speziellen Sportart, sei es nun Radfahren, Schwimmen oder eine Leichtathletikdisziplin. Das kostet nicht nur viel Zeit, es kann auch mental sehr erschöpfend sein. Dessen ungeachtet widmen sich viele Sportler aber zusätzlich dem Training mit Gewichten, einfach, weil seine Auswirkungen auf die Leistungsfähigkeit so gravierend sind.

All jene Sportler, die diesen Punkt vernachlässigen, wissen entweder nichts von den Vorzügen oder haben einfach keine Strategie. Ein weiterer Grund mag sein, daß viele noch immer glauben, effektives Krafttraining erfordere mindestens zwei Stunden Zeitaufwand an sechs Tagen in der Woche. Doch das ist ein Trugschluß: *Zwei Stunden pro Woche* in einem gut ausgerüsteten Heimstudio genügen vollauf, vorausgesetzt, Sie sind gut motiviert, legen sich richtig ins Zeug und folgen der korrekten Trainingsstrategie.

Die Athleten-Trainingsstrategie

Unabhängig davon, welche Muskeln in Ihrer speziellen Disziplin besonders gefordert werden, sollten Sie stets nach einem Ganzkörperprogramm trainieren, ähnlich unserem LE-Programm aus Kapitel 4. Da sportartspezifisches Training schon viel Energie erfordert, empfiehlt es sich aber, den Trainingsplan zu modifizieren: Zwei

Trainingseinheiten pro Woche reichen aus; außerdem sollten Sie die Gesamtzahl der Sätze reduzieren, um Ihre Regenerationsfähigkeit nicht zu überlasten. Das modifizierte LE-Programm könnte etwa so aussehen:

LE-Programm für Athleten

Montag und Donnerstag

vord. Oberschenkel	Kniebeugen auf einem Bein* oder Hantelkniebeugen*	1-2 x 10-15
hint. Oberschenkel (unterer Rücken)	Kreuzheben mit gestreckten Beinen*	1-2 x 10-15
Brust	Schrägbankdrücken* oder Bankdrücken	1-2 x 8-12
Rücken	Klimmzüge*	1-2 x 8-12
	Rudern, vorgebeugt*	1-2 x 8-12
Schultern	Nackendrücken, sitzend*	1-2 x 8-12
	Rudern, aufrecht*	1-2 x 8-12
Waden	Wadenheben auf einem Bein*	1-2 x 12-20
Bauch	Bauchpressen	1-2 x 15-25

* Vor diesen Übungen empfiehlt sich ein Aufwärmsatz mit etwa 50% Ihres Trainingsgewichts. Bei manchen Bewegungen ist das nicht möglich, Sie müssen improvisieren. Verwenden Sie folgende Alternativübungen: Hantelkniebeugen anstelle von Kniebeugen auf einem Bein, Liegestütz anstelle von Schrägbankdrücken; bei Klimmzügen können Sie sich mit den Beinen abstützen und anstelle von Wadenheben auf einem Bein führen Sie zum Aufwärmen einfach einen Satz normales Wadenheben aus. Die Aufwärmsätze sind in diesem Trainingsplan übrigens nicht enthalten.

Beachten Sie, daß die Gesamtzahl der Sätze zwischen 9 und 18 liegen kann. Welche Übungen Sie mit einem und welche mit zwei Sätzen trainieren, liegt ganz bei Ihnen. Wenn gerade eine anstrengende Trainingswoche in Ihrer Sportart hinter Ihnen liegt, beschränken Sie sich auf je einen Satz pro Übung. Falls andererseits gerade eine moderate Trainingsphase in Ihrer Disziplin ansteht, können Sie durchaus alle 18 Sätze ausführen. Es ist ganz einfach: Ihre persönliche Einschätzung bestimmt den Umfang des Krafttrainings.

Vielleicht möchten Sie die Kapitel 4 und 6 noch einmal studieren; alles, was dort erwähnt wird, trifft auch auf jene Sportler zu, die sich anderen Disziplinen als dem Bodybuilding verschrieben haben (die einzige Ausnahme: ihnen genügen zwei Trainingseinheiten pro Woche). Hier nun ein Schema für den Sportler, der noch nie zuvor Gewichte gehoben hat, aber bereit ist, durch Heimtraining zu neuen Höchstleistungen zu gelangen:

Athleten-Trainingspläne

Einführungsplan (Drei Wochen-Zyklus)

Woche 1-2: Athleten-LE-Programm, jeweils ein Satz pro Übung (plus zugehörige Aufwärmsätze); beenden Sie die Sätze vor dem Muskelversagen.

Woche 3: Athleten-LE-Programm, behalten Sie die Anzahl der Sätze bei, doch gehen Sie jetzt bis zum Muskelversagen (die Aufwärmsätze natürlich ausgenommen).

Anfänger-Plan (Sechs-Monats-Zyklus)

Woche 1-6: Athleten-LE-Programm, alle (9-18) Sätze werden bis zum Muskelversagen durchgeführt (Aufwärmsätze ausgenommen).

Woche 7-8: Beenden Sie alle Sätze ein bis zwei Wiederholungen vor dem Muskelversagen.
Woche 9-14: LE-Programm für Athleten, alle Sätze werden bis zum Muskelversagen durchgeführt (ausgenommen Aufwärmsätze).
Woche 15-16: Beenden Sie alle Sätze ein bis zwei Wiederholungen vor dem Muskelversagen.
Woche 17-22: LE-Programm für Athleten, alle Sätze werden bis zum Muskelversagen durchgeführt (Aufwärmsätze ausgenommen). Sie können nun beginnen, Intensitätstechniken einzubeziehen, doch höchstens bei vier Sätzen pro Trainingseinheit.
Woche 23-24: Beenden Sie alle Sätze ein bis zwei Wiederholungen vor dem Muskelversagen.

Spezialisierungsplan (4 1/2 Monate und länger)
Wochen 1-4: Arbeiten Sie Spezialisierungen für ein Körperteil Ihrer Wahl in das LE-Programm für Athleten ein; Intensitätstechniken können sparsam auch im restlichen Training eingesetzt werden.
Woche 5-6: Zurück zum normalen LE-Programm für Athleten. Beenden Sie alle Sätze ein bis zwei Wiederholungen vor dem Muskelversagen.
Woche 7-10: Arbeiten Sie Spezialisierungen für ein anderes Körperteil Ihrer Wahl in das LE-Programm für Athleten ein; Intensitätstechniken können auch im restlichen Training sparsam eingesetzt werden.
Woche 11-12: Zurück zum normalen LE-Programm für Athleten. Beenden Sie alle Sätze ein bis zwei Wiederholungen vor dem Muskelversagen.
Woche 13-16: Arbeiten Sie Spezialisierungen für ein anderes

Körperteil in das LE-Programm für Athleten ein. Die Intensitätstechniken können sparsam auch im restlichen Training eingesetzt werden.

Woche 17-18: Zurück zum normalen LE-Programm für Athleten. Beenden Sie alle Sätze ein bis zwei Wiederholungen vor dem Muskelversagen.

Wenn Sie bereits mit Gewichten trainieren, sind Gewöhnungs- und Anfängerphase überflüssig. Sie können dann direkt mit der Spezialisierungsphase starten und dabei bleiben (vielleicht gefälllt Ihnen das Krafttraining ja so gut, daß Sie zu einem Trainingsplan für Fortgeschrittene übergehen, wie er in Kapitel 7 beschrieben ist).

Ein letztes Wort: Auch wenn Sie sich in der Spezialisierungsphase befinden, müssen Sie nicht unbedingt Spezialisierungstechniken anwenden. Sie können bei diesem Phasentraining ohne weiteres nach dem normalen LE-Programm für Athleten vorgehen, vielleicht noch einige Intensitätstechniken einbauen, statt sich auf bestimmte Körperteile zu konzentrieren. Spezialisieren Sie sich nur, wenn Sie es für notwendig halten.

Sportarten-Analyse

Bevor Sie sich als Sportler auf eine bestimmte Muskelgruppe spezialisieren, müssen Sie zunächst herausfinden, welche Muskeln in Ihrer Disziplin besonders gefordert werden. Veranschaulichen Sie sich die Bewegungen, die Sie ausführen: als Radfahrer treten Sie die Pedale, als Schwimmer ziehen Sie mit Armen und Beinen durch das Wasser, etc. Nach dieser Analyse sollten Sie in der Lage sein, jene Muskeln zu bestimmen, die für Ihre spezifische Sportart besonders wichtig sind. Auf der folgenden Seite finden Sie einige Beispiele.

Tennis und andere Schlägersportarten

Unterarme:	Griff, Handgelenksrotation
Schultern:	Vorhand, Rückhand, Aufschlag
Brust:	Vorhand, Aufschlag
Rücken:	Rückhand, Aufschlag

Radfahren

Unterer Rücken:	stützt den Oberkörper in vorgebeugter Position
Unterarme:	Griff, Lenkmanöver (besonders beim Mountainbike)
Oberschenkel:	Bergauf, Überholmanöver
Waden:	Bergauf, Überholmanöver

Kampfsport

Waden:	Schnelle Vorwärtsbewegungen, Explosivität, Fußtechniken
Oberschenkel:	Kicks (schnelle Streckung), Explosivität
Schultern:	Schlagen, Blocken, Clinch
Brust:	Schlagen, Blocken, Clinch
Rücken:	Schlagen, Ziehen, Waffenführung
Bauch:	Rumpfbewegungen und Stabilisation, Standvermögen

Schwimmen

Schultern:	Erste zwei Drittel des Armzuges unter Wasser
Brust:	(weniger starke Beteiligung) erste zwei Drittel des Armzuges unter Wasser
Rücken:	Voller Unterwasserzug
Trizeps:	Letztes Drittel des Unterwasserzuges
Oberschenkel:	Beinschlag

Skilaufen (Abfahrt)

Waden:	Fußgelenkdrehung
Oberschenkel:	Stoßdämpfung, Steuerung
Unterer Rücken:	Körperbewegungen und Stabilisierung*
Bauch:	Körperbewegungen und Stabilisierung

* Für den unteren Rücken sind keine Spezialisierungsprogramme aufgeführt. Um diese Partie stärker zu belasten, fügen Sie zwei zusätzliche Sätze Kreuzheben hinzu und reduzieren die Gesamtzahl der Sätze entsprechend.

Falls gerade Ihre Sportart in dieser Liste aufgeführt ist, heißt das noch lange nicht, daß Sie sich auf eine der hier angesprochenen Muskelgruppen spezilisieren müssen. Ein Kampfsportler etwa mag der Meinung sein, daß seine Waden und Oberschenkel stark genug sind, während der Oberkörper vielleicht etwas mehr Aufmerksamkeit bedarf. Denken Sie nach und versuchen Sie, die Bewegungsabläufe in Ihrer Diziplin zu verstehen. So werden Sie schnell herausfinden, auf welche Körperteile Sie sich wirklich spezialisieren müssen.

Spezialisierung für Athleten

Es ist nicht besonders schwer, Spezialisierungstechniken in das LE-Programm für Athleten einzubauen. Hier noch einmal ein Rückblick auf die Spezialisierungsprozedur aus Kapitel 6:

- Entscheiden Sie, auf welche Muskelgruppe Sie sich konzentrieren wollen.
- Das Spezialisierungsprogramm für das betreffende Körperteil sollte an den Anfang Ihres Trainings gestellt werden (in Kapi-

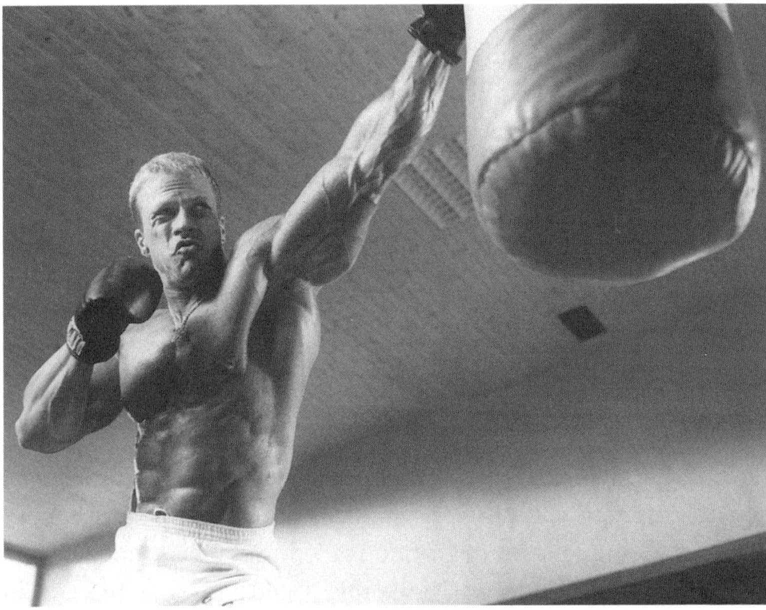

Training mit Gewichten verhilft John Hnatyshak zu explosiver Kraft.

tel 6 finden Sie geeignete Pläne; die Körperteilprogramme für Fortgeschrittene aus Kapitel 7 können ebenfalls eingesetzt werden). Wenn Sie sich auf Bizepse, Trizepse oder Unterarme konzentrieren möchten, setzen Sie die Spezialisierung für diese Muskeln an das Ende Ihres Trainings.

- Die ursprünglich im Trainingsplan vorgesehenen Übungen für den betreffenden Körperteil fallen weg. Wenn Sie sich z.B. auf die Oberschenkel konzentrieren möchten, streichen Sie Kniebeugen auf einem Bein und führen Sie statt dessen das Spezialisierungsprogramm für die Oberschenkel durch.
- Streichen Sie Sätze für alle Körperteile, die in Ihrer Sportart weniger wichtig sind; 18 Sätze pro Trainingseinheit sind als

obere Grenze anzusehen, weniger wären besser. Falls Sie allerdings für Ihre Disziplin nicht besonders intensiv trainieren, können Sie das Spezialisierungsprogramm auch zu Anfang Ihres Trainings einfügen, ohne dafür andere Sätze zu streichen, doch gehen Sie nicht über 22 Sätze pro Trainingseinheit.

- Arbeiten Sie vier Wochen mit Ihrem »neuen« Programm. Setzen Sie hier und da Intensitätstechniken ein. Dann sollten Sie Ihrem Körper für zwei Wochen etwas Erholung gönnen: Kehren Sie zum normalen LE-Programm für Athleten zurück und beenden Sie alle Sätze ein bis zwei Wiederholungen vor dem positiven Muskelversagen.
- Nach diesen zwei Wochen moderaten Trainings beginnen Sie wieder beim ersten Punkt dieser Liste: Vier Wochen Spezialisierung auf ein anderes Körperteil.

Entwickeln wir zur Veranschaulichung einen LE-Spezialisierungsplan für Radfahrer: Zunächst muß der Sportler analysieren, welche Muskeln er in seiner Diziplin überwiegend einsetzt. Nach der Gewöhnungs- und der Anfängerphase wird sich ein Radfahrer auf Waden, Oberschenkel, Unterarme und den unteren Rücken spezialisieren wollen, die wichtigsten Muskelgruppen im Radsport. Ein Spezialisierungsprogramm für Radfahrer könnte so aussehen:

Spezialisierungsplan und -programme für Radsportler
Woche 1-4: Konzentration auf die vorderen Oberschenkel:

Montag und Donnerstag

vordere Oberschenkel	Kniebeugen	2 x 10-15

	Supersatz:	
	Beinstrecken	2 x 10-15
	+ Ausfallschritte	2 x 8-12
hint.Oberschenkel/ unterer Rücken	Kreuzheben mit gestreckten Beinen	2 x 10-15
Brust	Bankdrücken	2 x 8-12
Rücken	Klimmzüge	2 x 8-12
	Rudern, vorgebeugt	1 x 8-12
Schultern	Nackendrücken, sitzend	2 x 8-12
	Rudern, aufrecht	1 x 8-12
Waden	Wadenheben auf einem Bein	1 x 12-20
Bauch	Bauchpressen	1 x 15-25

Bitte beachten Sie: Obwohl die Quadrizepse hier mit mehr Sätzen belastet werden, ist die Gesamtzahl der Sätze angepaßt, so daß sie noch immer bei 18 liegt.

Woche 5-6: Zurück zum normalen LE-Programm für Athleten. Beenden Sie alle Sätze ein bis zwei Wiederholungen vor dem Muskelversagen.
Wochen 7-10: Spezialisieren Sie sich auf die Waden:

Montag und Donnerstag

Waden	**Supersatz:**	
	Wadenheben	2 x 12-20
	+ Beincurls (gestreckte Zehen)	2 x 12-20
Vordere Oberschenkel	Kniebeugen	2 x 10-15

hint.Oberschenkel/		
unterer Rücken	Kreuzheben mit gestreckten	
	Beinen	2 x 10-15
Brust	Bankdrücken	2 x 8-12
Rücken	Klimmzüge	2 x 8-12
	Rudern, vorgebeugt	1 x 8-12
Schultern	Nackendrücken, sitzend	2 x 8-12
	Rudern, aufrecht	2 x 8-12
Bauch	Bauchpressen	1 x 15-25

Beachten Sie: Die Gesamtzahl der Sätze liegt wieder bei 18.

Woche 11-12: Zurück zum normalen LE-Programm für Athleten. Beenden Sie alle Sätze ein bis zwei Wiederholungen vor dem Muskelversagen.
Woche 13-16: Arbeiten Sie ein Spezialisierungsprogramm für die Unterarme ein. Erinnern Sie sich, eine Konzentration auf die Unterarme muß am Ende des Trainings erfolgen, da erschöpfte Unterarme das Trainingsgewicht bei anderen Übungen herabsetzen würden:

Montag und Donnerstag

Vordere		
Oberschenkel	Kniebeugen	2 x 10-15
hint.Oberschenkel/		
unterer Rücken	Kreuzheben mit gestreckten	
	Beinen	2 x 10-15
Brust	Bankdrücken	2 x 8-12
Rücken	Klimmzüge	1 x 8-12
	Rudern, vorgebeugt	1 x 8-12

Schultern	Nackendrücken, sitzend	1 x 8-12
	Rudern, aufrecht	1 x 8-12
Waden	Wadenheben auf einem Bein	2 x 12-20
Bauch	Bauchpressen	2 x 15-25
Unterarme	**Supersatz:**	
	Handgelenkcurls	2 x 8-10
	+ reverse Curls	2 x 8-10

Woche 17-18: Zurück zum normalen LE-Programm für Athleten. Beenden Sie alle Sätze ein bis zwei Wiederholungen vor dem Muskelversagen.

Woche 19-22: Spezialisieren Sie sich auf den unteren Rücken. Dazu erhöhen Sie die Zahl der Sätze für diesen Körperteil und reduzieren die Gesamtzahl der Sätze pro Trainingseinheit entsprechend:

Montag und Donnerstag

Vordere Oberschenkel	Kniebeugen	2 x 10-15
hint.Oberschenkel/ unterer Rücken	Kreuzheben mit gestreckten Beinen	3 x 10-15
Brust	Bankdrücken	2 x 8-12
Rücken	Klimmzüge	2 x 8-12
	Rudern, vorgebeugt	2 x 8-12
Schultern	Nackendrücken, sitzend	2 x 8-12
	Rudern, aufrecht	1 x 8-12
Waden	Wadenheben auf einem Bein	2 x 12-20
Bauch	Bauchpressen	2 x 15-25

Woche 23-24: Zurück zum normalen LE-Programm für Athleten. Beenden Sie alle Sätze ein bis zwei Wiederholungen vor dem Muskelversagen.

Nun können Sie dieses Schema wiederholen oder für eine Weile zum normalen LE-Programm ohne Spezialisierung zurückkehren. Auch wenn Sie sich für letzteres entscheiden, behalten Sie das Phasentraining bei (vier Wochen hartes, zwei Wochen moderates Training), um Übertraining zu vermeiden.

Wie Sie sehen, erfordert die Spezialisierung beim Krafttraining weder wilde Gedankenkonstruktionen noch komplizierte wissenschaftliche Theorien. Es handelt sich vielmehr um eine simple Prozedur, die einer vernünftigen Strategie folgt. Ein Athlet, der in seiner speziellen Disziplin weiterkommen möchte, muß sich nur für eine Muskelgruppe entscheiden und diese mit wenigen Sätzen hart belasten, um zu neuen Höchstleistungen vorzustoßen.

*

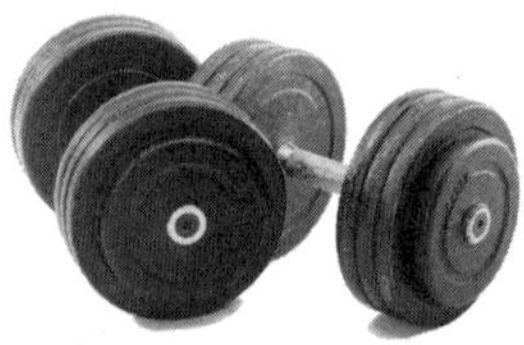

9 Training ohne Gewichte

Da sitzen Sie nun in Ihrem Hotelzimmer, mitten in einer fremden Stadt. Weit und breit gibt es keine Hanteln und Geräte – zumindest keine, von denen Sie wissen – und Ihr Körper scheint von Minute zu Minute Muskelmasse zu verlieren. Sie haben dieses Gefühl, dringend trainieren zu müssen, einige Übungen, irgend etwas, das intensiv genug ist, um Ihre Muskeln zu fordern.

Callanetics? Nein, eine richtige Belastung sollte es schon sein. Callanetics erinnert ohnehin zu sehr an die Gymnastik in der Schule. Was kann ein verzweifelter Fitness-Freak da tun?

Können Sie sich ein intensives Training ohne Gewichte vorstellen... unmöglich? Von wegen. Sogar fortgeschrittene Bodybuilder, die mit Olympia-Hantelsätzen nur so spielen, können allein mit einem Stuhl, einem großen Handtuch und ihrem Körpergewicht ein hartes Krafttraining durchführen. Und wir sprechen hier nicht davon, Muskelmasse lediglich zu erhalten, sondern von einem richtigen Muskelaufbau-Programm. Schonen Sie sich nicht bei den folgenden Übungen, und Sie werden staunen:

- Kniebeugen auf einem Bein
- Sissy-Kniebeugen
- Wadenheben auf einem Bein
- Liegestütz mit erhöhten Beinen
- Rudern im Türrahmen
- Seitheben mit dem Handtuch
- Bauchpressen

Das ist schon alles – sieben Übungen für den gesamten Körper. Sätze und Wiederholungen? Das bleibt Ihnen überlassen, aber bedenken Sie, daß viele dieser Übungen eine ganz neue Belastung für Ihren Körper darstellen. Wenn Ihr letztes Training schon geraume Zeit zurückliegt, dann sollte ein moderater Satz von jeder Übung genug sein, um schmerzhaften Muskelkater zu vermeiden. Und selbst wenn Sie schon einige Monate oder gar Jahre trainieren: Ein Satz von jeder Übung, durchgeführt bis zum positiven Muskelversagen, und Ihre Muskeln werden brennen wie selten zuvor.

Als Fortgeschrittener sollten Sie sich von Ihrem Gefühl leiten lassen. Falls Sie nach je einem Satz keinen Muskelkater entwikkeln, können Sie auch zwei oder drei probieren. Die Intensität läßt sich steigern, indem Sie die jeweils trainierten Muskeln nach einem Satz für etwa 30 Sekunden stark anspannen. Alle sieben Übungen sind relativ einfach durchzuführen, folgen Sie einfach den Übungsbeschreibungen auf der nächsten Seite.

Kniebeugen auf einem Bein: Stellen Sie sich auf einen stabilen Stuhl; das jeweils zu trainierende Bein befindet sich neben der Lehne. Beugen Sie nun dieses Bein und halten Sie das andere in der Luft. Der Oberkörper sollte dabei aufrecht bleiben, falls nötig können Sie sich mit beiden Armen im Türrahmen abstützen. Gehen Sie in eine tiefe Kniebeuge hinunter, und anschließend strecken Sie das Bein voll durch. Nachdem Sie so viele Wiederholungen wie möglich ausgeführt haben, drehen Sie sich um 180° und trainieren das andere Bein in gleicher Weise. Haben Sie keinen Stuhl zur Hand, können Sie diese Übung auch auf dem Fußboden ausführen, indem Sie das freie Bein nach vorn strecken. Bei korrekter Ausführung werden Sie einen gewaltigen Pump erreichen – die Kniebeuge auf einem Bein ist zweifellos eine der besten Oberschenkelübungen überhaupt!

Sissy-Kniebeugen: Stehen Sie neben dem Stuhl, mit einer Hand auf die Lehne gestützt. Stellen Sie sich auf die Zehenspitzen und beugen Sie den Oberkörper zurück; die Beine werden dabei gebeugt. Gehen Sie so weit hinunter wie möglich, der Oberkörper befindet sich dabei *auf einer Linie* mit den Oberschenkeln – die Hüfte wird nicht gebeugt (die untere Position bei dieser Übung erinnert an die Haltung eines Limbotänzers). Jetzt kommen die vorderen Oberschenkel ins Spiel: Ziehen Sie sich mit der Kraft dieser Muskeln wieder hoch. Sissy-Kniebeugen sind ein fantastisches Training für die inneren und äußeren Quadrizepse. Sie können Ihre Sätze variieren, indem Sie die Knie einmal geschlossen und einmal geöffnet halten.

Wadenheben auf einem Bein: Stellen Sie sich etwa zwei Fußlängen entfernt mit dem Gesicht zu einer Wand. Lehnen Sie sich nun mit dem ganzen Körper zur Wand hin, bis Ihre Brust diese fast berührt. Heben Sie einen Fuß an und beginnen Sie bei gestrecktem Körper mit dem Wadenheben. Sie werden eine volle Dehnung in der Wade spüren und sich auf jede einzelne Wiederholung gut konzentrieren können. Am Ende des Satzes schütteln Sie Ihr Bein aus und wechseln auf das andere.

Liegestütz mit erhöhten Beinen: Nehmen Sie die reguläre Position für den Liegestütz ein, die Hände etwas mehr als schulterbreit auseinander, die Füße ruhen auf einem Stuhl oder Bett. Führen Sie so viele Wiederholungen aus, bis Sie nicht mehr können. Je höher die Füße liegen, desto schwerer wird die Übung. Falls Sie ein paar dikke Telefonbücher auftreiben können, legen Sie je eines unter Ihre Hände, um den Bewegungsspielraum zu erweitern. Sie werden diese Übung im gesamten Oberkörper spüren, besonders in den Brustmuskeln, den Trizepsen und den Deltoiden.

Rudern im Türrahmen: Rollen Sie ein Handtuch über die Schmalseite zusammen und halten es mit beiden Händen nahe den Enden. Legen Sie diese Schlaufe um die Türklinke einer halboffenen Tür. Ihre Füße sollten links und rechts der Türkante stehen und Sie nehmen eine tiefe Kniebeugenposition ein. Die Oberschenkel müssen sich parallel zum Boden befinden, die Arme sind gestreckt. Beginnen Sie mit dem Gewicht Ihres Körpers zu rudern, indem Sie den Oberkörper von der Türkante wegstemmen und die Ellbogen nach hinten ziehen, bis die Brustmuskeln fast die Finger berühren. Konzentrieren Sie sich dabei mehr auf die Rücken- als auf die Armmuskulatur. Je nachdem, wie weit Sie den Oberkörper zurücklehnen, können Sie den Widerstand beeinflussen.

Seitheben mit dem Handtuch: Bei dieser Übung arbeitet ein Deltoid gegen den anderen. Greifen Sie das aufgerollte Handtuch an den Enden (eine Griffweite von etwa 80 cm wäre optimal). Führen Sie nun eine Hand nach oben, während Sie mit der anderen gegenhalten. Im Sinne von alternierendem Seitheben wechseln Sie nach jeder Wiederholung die Seite, einmal rechts angehoben, einmal links. Diese Übung ist sehr effektiv, da jede Wiederholung (je nachdem, wieviel Widerstand Sie mit dem anderen Arm ausüben) eine beinahe maximale Anstrengung darstellt. Ein weiteres Plus: Weil die Daumen beim Griff um das Handtuch nach innen zeigen, drehen Sie Ihre Arme zwangsläufig in die perfekte Position für eine größtmögliche Belastung der Schultermuskulatur. Ihre Deltoiden werden so unglaublich schnell aufgepumpt.

Bauchpressen: Legen Sie sich rücklings auf den Boden, beugen Sie die Beine bis zu einem Winkel von 90° zum Oberkörper und legen Sie die Unterschenkel auf die Sitzfläche eines Stuhls oder auf das Bett. Halten Sie die Hände locker hinter dem Kopf, und rollen Sie Ihren Oberkörper ein, bis Hinterkopf und oberer Rücken den Boden nicht mehr berühren. Der untere Rücken sollte dabei ganz auf dem Boden aufliegen, die Bauchmuskeln allein müssen den Oberkörper zum Becken hin ziehen. Atmen Sie während der Bewegung aus. In der kontrahierten Position pressen Sie den letzten Rest Luft aus Ihren Lungen und spannen die Bauchmuskeln für einige Sekunden voll an. Entspannen Sie wieder, lassen Sie die Schultern auf den Boden zurücksinken und wiederholen Sie die Bewegung. Die Übung läßt sich intensivieren, je nachdem, wie lange Sie die volle Kontraktion der Bauchmuskeln halten.

Dieses Programm belastet alle Muskelgruppen sehr effektiv, ohne daß Sie dafür Eisen stemmen müssen. Sie können es also im Urlaub, im Büro oder einfach dann ausführen, wenn wieder einmal eine Abwechslung vom regulären Training nötig wird. Es ist perfekt, um die Muskeln schnell und voll aufzupumpen, wenn gerade keine Hanteln zur Hand sind. Wenn Sie längere Zeit keine Gewichte zur Verfügung haben, wird Ihnen unser Programm dabei helfen, Ihren Körper muskulös und in Form zu halten. Bemühen

Sie Ihre Phantasie ein wenig, um die Intensitätstechniken aus Kapitel 5 einzubauen, und die Erfolge stellen sich noch schneller ein. Sie können zum Beispiel jeden Satz superlangsam ausführen – 10 Sekunden hoch (positiv) und zwei herab (negativ) – eine superintensive Methode, um Muskeln zu neuem Wachstum zu zwingen.

Egal, wie Sie dieses Programm einsetzen oder in welchem Entwicklungsstadium Sie sich befinden – Sie werden unser »Training ohne Gewichte« schnell schätzen lernen. Um ein bekanntes Sprichwort zu variieren: Wo ein Wille ist, ist auch ein Weg – sogar wenn weit und breit keine Hantel in Sicht ist.

*

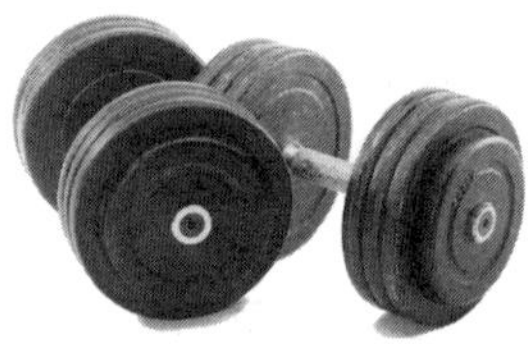

10 Zu Hause ist es am besten

Meine Mutter hatte recht: Zu Hause ist es am besten. Besonders, wenn es um das bestmögliche Training geht. Ob Sie nun Anfänger (männlich oder weiblich), Sportler in einer anderen Disziplin (Amateur oder Profi) oder gar fortgeschrittener Bodybuilder sind, ein Heimstudio wird Sie auf Ihrem Weg zu mehr Muskeln, Kraft und athletischer Höchstleistung weit voranbringen.

Training im Heimstudio ist zeitsparend, eine gute Investition und obendrein eine gesunde Notwendigkeit, die alle Ablenkungen buchstäblich außen vor läßt. Und ähnlich bequem wie der Besitz eines Videorecorders, mit dem Sie fernsehen, wann es Ihnen paßt, störende Werbung einfach im Schnellvorlauf übergehen… ich glaube, Sie verstehen mich. Hier nun noch einmal ein schneller Überblick über die wichtigsten Prinzipien des HOME GYM HANDBUCHs:

Effizienz: Die Techniken, Tips und Vorschläge in den vorangegangenen Kapiteln sollen Ihnen ermöglichen, eine praktische und effektive Trainingsstrategie zu erstellen, bei der Sie so wenig Energie und Zeit wie möglich verschwenden (Leistungseffizienz).

Individualität: Dies ist kein Kochbuch. Verstehen Sie alle Programme, Trainingszyklen und Intensitätsstufen als Muster. Ändern Sie sie je nach Körpertyp, genetischem Potential und der Ihnen zur Verfügung stehenden Zeit, doch halten Sie sich an die grundlegenden Prinzipien: Phasentraining und sinnvoller Einsatz von Intensität.

Intensität: Die Formel für schnelle Zuwächse an Muskelmasse und -kraft ist hartes Training, bei dem Sie alles geben. Je intensiver Sie trainieren, desto größer Ihr Erfolg, solange Sie nicht übertrainieren.

Erholungsfähigkeit: Behalten Sie Ihre Fortschritte stets im Auge, vor allem, wenn Sie sehr intensiv trainieren. Stellen sich keine Zuwächse mehr ein, und fühlen Sie sich lustlos und abgeschlagen, dann sollten sie »zurückschalten«: Niedrigere Intensität, weniger Training oder vielleicht eine acht- bis zehntägige Pause. Behalten Sie Seyles Theorie (Alarm, Widerstand, Erschöpfung) stets im Gedächtnis, und teilen Sie Ihr Training in Phasen ein – dann sind Sie sozusagen auf Erfolg programmiert.

Variation: Langeweile und Monotonie beim Training zeigen die Notwendigkeit für eine Veränderung an. Variation – neue Übungen oder neue Intensitätstechniken – ist der Schlüssel zu einem interessanten und produktiven Training. Zögern Sie nicht, Ihr Programm immer wieder zu ändern. So nutzen Sie die Dynamik des Wechsels für neuen Fortschritt.

Ziele: Egal, was Ihnen vorschwebt – verbesserter Muskeltonus, eine neue Figur, mehr Muskelmasse oder Kraft – Ihr Heimstudio wird Ihnen dazu verhelfen. Steuern Sie die Intensität und folgen Sie einer sinnvollen Strategie, dann werden Sie all Ihre Bodybuilding-Ziele erreichen.

Disziplin: Halten Sie hartnäckig und engagiert an Ihrem Trainingsprogramm fest – die Erfolge werden Ihre kühnsten Erwartungen übertreffen.

Und nun rüsten Sie Ihr Heimstudio aus, greifen Sie sich die Hanteln und beginnen Sie mit dem Aufbau hausgemachter Muskeln.

Anhang A – Ausrüstung

Checkliste Grundausrüstung

- 3 x 3 Meter freie Fläche (oder wenigstens 2 x 2 Meter)
- 50 Kilo Lang-/Kurzhantelsatz (wenn möglich gummi-ummantelt)
- Zusatzgewicht (4 x 10 Kilo, optional für Frauen)
- eine komfortable, einstellbare Bank mit Hantelablage und Beinstreck-/Beinbeugeeinrichtung
- ein Wadenblock
- eine Klimmzugstange (optional für Frauen)
- Gewichthebergürtel
- Gewichtheberhandschuhe
- Gewichtgürtel (optional für Frauen)

Checkliste Zusatzausrüstung

- Zusatzgewicht (2-4 Scheiben mit: 20, 15, 10, 5, 2.5, 1.25 kg)
- Klimmzugstange (falls Sie nicht über Power Rack oder Kniebeugenständer verfügen)
- SZ-Hantelstange
- Kurzhanteln (ein oder zwei Paare zusätzlich)
- Langhantelstange (eine zusätzliche genügt)
- Dip-Holme (optional)
- Zugmaschine (optional)
- Power Rack oder Kniebeugenständer (optional)
- Olympia Hantel-Satz (optional, besonders geeignet für den Einsatz im Power Rack)

Checkliste Produktivitäts-Zubehör

- Trainingstagebuch
- Uhr
- Pinwand
- Spiegel
- Ablage (z.B. ein Regal)

Anhang B

Übungen

Arme

Bizepse:	Langhantelcurls
	Langhantelcurls, revers
	Kurzhantelcurls, sitzend
	Kurzhantelcurls auf der Schrägbank
	Konzentrationscurls mit einem Arm
	Klimmzüge mit Untergriff (s.u. Rücken)

Langhantelcurls: Stehen Sie aufrecht, und halten Sie eine beladene Langhantel mit etwa schulterweitem Untergriff vor dem Körper. Die Arme sind gestreckt, die Handflächen zeigen nach vorn. Heben Sie nun das Gewicht durch Zug mit den Bizepsen bis auf

Schulterhöhe, ohne mit dem Körper Schwung zu holen; die Oberarme verbleiben dabei am Oberkörper angelegt.

Tip: Wenn Sie sich leicht vorbeugen, übt das Gewicht in der oberen Position der Bewegung einen stärkeren Widerstand auf die Bizepse aus.
Alternativübung: sitzende oder wechselseitige Kurzhantelcurls.

Langhantelcurls, revers: Wie reguläre Langhantelcurls, doch die Hantel wird mit Obergriff gehalten. Mit dieser Übung trainieren Sie die gesamten Unterarme, sowie den Brachialis links und rechts – einen Muskel, der zwischen Bizeps und Trizeps an der Außenseite des Oberarms liegt. Wählen Sie einen schulterbreiten Obergriff, stehen Sie aufrecht, und heben Sie die Hantel bis zu den Schultern, bevor Sie das Gewicht wieder absenken.

Tip: Eine SZ-Stange sorgt für Variation.

Kurzhantelcurls, sitzend: Setzen Sie sich auf das Ende einer Flachbank; rechts und links eine Kurzhantel in der Hand. Drehen Sie die Handflächen nach vorn, und heben Sie die Gewichte durch Zug mit den Bizepsen gleichzeitig zu den Schultern. Senken Sie nun langsam wieder ab.

Tip: Suspinieren Sie die Hände während des Curls. Dazu starten Sie die Bewegung mit zueinander zeigenden Handgelenken und drehen die Hände während des Curls einwärts (Suspination); in der oberen Position der Bewegung zeigen die kleinen Finger nach innen.

Kurzhantelcurls auf der Schrägbank: Nehmen Sie die Kurzhanteln in die Hände und setzen Sie sich auf eine Bank, deren Lehne etwa 45° aufgestellt ist. Lassen Sie die Arme zu den Seiten herabhängen, dann ziehen Sie beide Hanteln durch Zug mit den Bizepsen gleichzeitig zu den Schultern. Die Oberarme bewegen sich dabei nicht. Senken Sie die Gewichte bis zur vollen Streckung der Arme wieder ab.

Tip: Suspinieren Sie die Hände während des Curls. Dazu starten Sie die Bewegung mit nach innen zeigenden Handgelenken und drehen sie während des Curls einwärts (Suspination); in der oberen Position der Bewegung zeigen die kleinen Finger nach innen.

Konzentrationscurls mit einem Arm: Halten Sie eine Kurzhantel in der Hand, beugen Sie Ihren Oberkörper in der Hüfte nach vorn, und lassen Sie das Gewicht mit gestrecktem Arm herunterhängen. Führen Sie nun die Hantel durch Zug mit dem Bizeps nach außen zur Schulter hoch; Rumpf und Oberarme bewegen sich nicht. Spannen Sie den Bizeps in der oberen Position der Bewegung voll an, bevor Sie das Gewicht bis zur völligen Streckung des Arms wieder absenken. Achtung: Wenn Sie die Hantel einwärts curlen, übernimmt statt des Bizeps der Brustmuskel dieser Körperseite die meiste Arbeit – von einer *Konzentration* auf den Bizeps ist dann nicht mehr viel zu spüren! Diese Übung ist zwar unbequem in der Ausführung, aber der erzielte Pump ist wirklich unglaublich.

Tip: Drehen Sie während der Aufwärtsbewegung das Handgelenk nach innen (Suspination), um die Kontraktion des Bizeps zu verstärken.

Trizepse: Dips
Kickbacks
Trizepsdrücken mit Kurzhanteln, liegend
Trizepsdrücken mit der Langhantel, liegend
Trizepsdrücken über Kopf

Dips mit einwärts gestellten Ellbogen: Stützen Sie sich mit gestreckten Armen auf die Dip-Holme. Senken Sie den Körper ab, indem Sie die Arme beugen. Die Ellbogen bleiben dabei so nah wie möglich am Körper, um die Belastung auf die Trizepse zu erhöhen; der Kopf wird in den Nacken gelegt. Am tiefsten Punkt der Bewegung drücken Sie sich mit den Trizepsen wieder in die Ausgangsstellung zurück.

Tip: Spannen Sie die Trizepse in der oberen (kontrahierten) Position der Bewegung für einige Sekunden voll an.

Kickbacks: Nehmen Sie eine Kurzhantel in die Hand, und beugen Sie den Oberkörper vor, bis er sich parallel zum Boden befindet. Halten Sie den Oberarm am Körper, der Unterarm hängt in einem 90° Winkel herab. Strecken Sie nun durch Kontraktion des Trizeps den Arm, bis sich Ober- und Unterarm am höchsten Punkt der Bewegung parallel zum Boden befinden. Senken Sie die Hantel wieder, ohne den Oberarm zu bewegen. Wenn Sie einen Satz beendet haben, wechseln Sie zum anderen Arm.

Tip: Führen Sie einen Satz mit den Handkanten nach oben aus, und einen mit den Handkanten nach außen.

Kickbacks

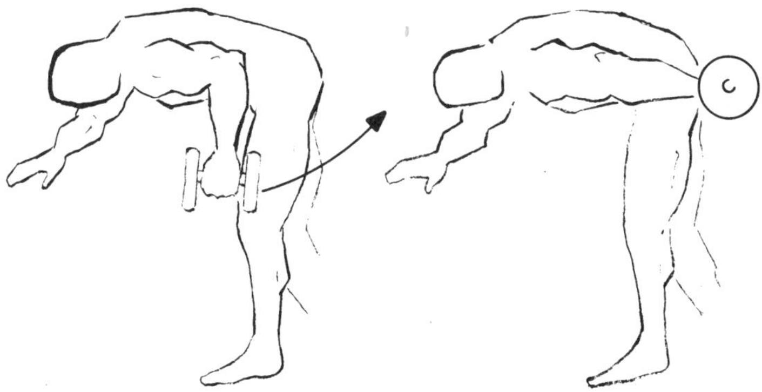

Trizepsdrücken mit Kurzhanteln, liegend: Nehmen Sie zwei Kurzhanteln, und legen Sie sich rücklings auf eine Bank. Stemmen Sie die Hanteln hoch über die Brust; die Handflächen zueinander gekehrt. Aus dieser Position senken Sie die Hanteln durch Beugen der Unterarme vorsichtig bis auf Höhe der Ohren ab. Halten Sie die Ellbogen dabei so eng zusammen, wie möglich. Bringen Sie durch Zug mit den Trizepsen die Gewichte wieder nach oben. Die Oberarme werden dabei völlig ruhig gehalten, lediglich die Unterarme bewegen sich.

Tip: Neigen Sie Oberarme etwas nach hinten, um die Belastung auf die Trizepse zu erhöhen.

Trizepsdrücken mit der Langhantel: Ausführung wie oben, doch mit der Langhantel, die mit engem Griff gehalten wird. Die Oberarme werden nicht bewegt, nur die Unterarme senken sich soweit, daß die Hantelstange die Stirn fast berührt. Dann ziehen Sie das Gewicht mit den Trizepsen bis zur völligen Streckung der Arme wieder hoch.

Tip: Halten Sie die Oberarme parallel und etwas nach hinten geneigt.
Alternativübung: Trizepsdrücken über Kopf, sitzend.

Trizepsdrücken über Kopf, sitzend: Diese Übung läßt sich am besten mit einer SZ-Stange ausführen. Halten Sie die Hantelstange in der Mitte, mit etwa einer Handbreit Platz zwischen den Daumen. Drücken Sie die Hantel bis zur Streckung der Arme über den Kopf. Jetzt senken Sie das Gewicht hinter dem Kopf ab, ohne die Oberarme zu bewegen. Wenn eine volle Streckung der Trizepse erreicht ist, drücken Sie die Hantel wieder über Kopf.

Unterarme: Handgelenkcurls
Handgelenkcurls, revers
Handgelenkcurls, abwärts geneigt
Handgelenkcurls, revers, abwärts geneigt
Handgelenkcurls, aufwärts gestellte Bank
Handgelenkcurls, revers, aufwärts gestellte Bank

Handgelenkcurls (Unterarmflexoren): Halten Sie eine Langhantel mit engem Untergriff, und setzen Sie sich rittlings auf eine Bank, so daß Sie die Unterarme auflegen können und die Hände über das Ende der Bank hinausragen. Ziehen Sie mit den inneren Unterarmmuskeln das Gewicht körpereinwärts. Spannen Sie die Unterarme am höchsten Punkt der Bewegung voll an, bevor Sie das Gewicht langsam wieder absenken.

Handgelenkcurls, revers (Unterarmextensoren): Ausführung wie zuvor, doch die Langhantel wird mit Obergriff gehalten. Ziehen Sie das Gewicht mit den äußeren Unterarmmuskeln körpereinwärts. Halten Sie die Kontraktion in den Unterarmen für einige Sekunden, dann senken Sie die Hantel ab.

Handgelenkcurls, auf der abwärts geneigten Bank (Unterarmflexoren): Die Bank steht mit einem Ende auf dem Wadenblock. Setzen Sie sich rittlings auf die Bank, greifen Sie eine Langhantel mit engem Untergriff, die kleinen Finger berühren sich. Legen Sie Ihre Unterarme so auf das tiefere Ende der Bank, daß die Hände überstehen. Ziehen Sie die Hantel körpereinwärts, indem Sie die Unterarmmuskeln auf der Innenseite der Unterarme anspannen. Halten Sie die Kontraktion in der höchsten Position der Bewegung für einige Sekunden, bevor Sie die Hantel bis zur völligen Streckung herablassen.

Handgelenkcurls, revers, auf der abwärts geneigten Bank (Unterarmextensoren): Ausführung wie zuvor, doch greifen Sie die Langhantel mit beiden Händen im engen Obergriff (die Daumen berühren sich), und stützen Sie die Unterarme auf das tiefere Ende der Bank, so daß die Hände über das Ende der Bank hinausragen. Ziehen Sie nun durch Kontraktion der äußeren Unterarmmuskeln die Hantel so weit wie möglich zum Körper hin. Am höchsten Punkt der Bewegung spannen Sie die Muskeln an der Oberseite Ihrer Unterarme für einige Sekunden fest an, bevor Sie das Gewicht bis zu ihrer völligen Streckung wieder absenken.

Handgelenkcurls, auf dem erhöhten Ende der Bank (Unterarmflexoren): Die Bank steht mit einem Ende auf dem Wadenblock. Setzen Sie sich rittlings auf die Bank, greifen Sie eine Langhantel mit engem Untergriff, die kleinen Finger berühren sich. Legen Sie Ihre Unterarme so auf das höhere Ende der Bank, daß die Hände überstehen. Ziehen Sie die Hantel aufwärts, bis das Handgelenk eine senkrechte Stellung erreicht. Halten Sie die Kontraktion in der höchsten Position der Bewegung für einige Sekunden, bevor Sie die Hantel langsam bis zur völligen Streckung herablassen.

Handgelenkcurls, revers, auf dem erhöhten Ende der Bank (Unterarmextensoren): Ausführung wie zuvor, doch greifen Sie die Langhantel mit beiden Händen im engen Obergriff (die Daumen berühren sich). Stützen Sie die Unterarme auf das höhere Ende der Bank, so daß die Hände über das Ende der Bank hinausragen. Ziehen Sie nun die Hantel so weit wie möglich zum Körper hin. Am höchsten Punkt der Bewegung spannen Sie die Muskeln an der Oberseite Ihrer Unterarme für einige Sekunden fest an, bevor Sie das Gewicht bis zu ihrer völligen Streckung wieder absenken.

Bauch	Bauchpressen
	Bauchpressen, revers

Bauchpressen (obere Bauchmuskeln): Legen Sie sich rücklings auf den Boden, die Unterschenkel ruhen auf einer Bank (die Oberschenkel sollten sich im Winkel von 90° zum Körper befinden). Drücken Sie nun das Kinn auf die Brust, und ziehen Sie mit den Bauchmuskeln den Brustkorb in Richtung Becken – soweit, daß die Schultern vom Boden hochkommen. Atmen Sie dabei aus, und spannen Sie die Bauchmuskeln in der kontrahierten Stellung einige Sekunden fest an. Entspannen Sie, und lassen Sie die Schultern auf den Boden zurücksinken.

Tip: Halten Sie den unteren Rücken während der Bewegung immer am Boden. Keine Alternativübungen.

Bauchpressen, revers (untere Bauchmuskeln): Legen Sie sich rücklings auf den Boden, winkeln Sie Ihre Beine leicht an, und kreuzen Sie die Füße an den Knöcheln. Drücken Sie die Oberschenkel nach außen, bis die Seiten Ihrer Quadrizepse den Boden fast berühren. Die Arme liegen zur Unterstützung mit den Handflächen nach unten neben dem Körper. Ziehen Sie nun die Knie zur Brust. Dabei heben sich die Hüften ein paar Zentimeter vom Boden ab. Halten Sie die Kontraktion der Bauchmuskeln in der oberen Position der Bewegung für einige Sekunden, bevor Sie die Beine wieder absenken.

Bauchpressen, revers

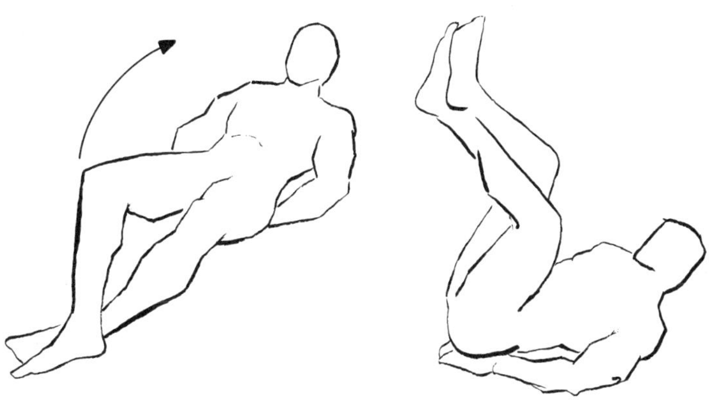

Tip: Atmen Sie in der oberen (kontrahierten) Position der Bewegung aus.

Beine

Oberschenkel/
Gesäß:

- Ausfallschritt
- Beincurls
- Beinstrecken
- Kniebeugen auf einem Bein
- Kniebeugen
- Sissy-Kniebeugen
- Kreuzheben (siehe unter Rücken)

Ausfallschritt wechselseitig (vordere Oberschenkel, Beinbizeps, Gesäß): Sie stehen aufrecht, mit einer Langhantel über den Schultern. Setzen Sie nun Ihren rechten Fuß einen großen Schritt nach vorn, und gehen Sie hinunter, bis Sie mit dem linken Knie den Boden berühren. Drücken Sie sich unter Anspannung des rechten Beines in die Ausgangsposition zurück. Setzen Sie die Füße wieder nebeneinander. Jetzt folgt die gleiche Prozedur mit dem linken Bein. Fahren Sie so lange fort, bis Sie einen Satz vollendet haben.

Tip: Eine weitere Variante des Ausfallschrittes wäre, das Standbein jeweils erst einen Schritt zurückzusetzen, ehe das zu trainierende Bein einen Schritt vorgesetzt wird. Nachdem das Knie des Standbeins den Boden berührt hat, drücken Sie sich unter Anspannung des vorgesetzten Beines hoch und nehmen die Ausgangsposition wieder ein.

Beincurls (hintere Oberschenkel): Beladen Sie den Hebelarm an Ihrer Bank mit Gewichten, legen Sie sich mit dem Gesicht nach unten auf die Bank, und legen Sie die Rückseiten der Waden gegen das Polster des Hebelarms. Ziehen Sie nun mit den Beinbizepsen die Fersen zum Gesäß, die Zehen so weit wie möglich in Richtung des Schienbeins angezogen. Am oberen Punkt der Bewegung halten Sie die Spannung für zwei Sekunden, bevor Sie das Gewicht wieder absenken.

> *Tip*: Stützen Sie sich mit den Ellbogen auf die Bank, um eine Bewegung der Hüfte auszuschließen.
> *Alternativübung*: Beincurls mit gestreckten Zehen (Waden, Beinbizepse) Ausführung w.o., doch die Zehen werden so weit wie möglich gestreckt. Diese Fußstellung belastet die Waden stärker.

Beinstrecken (vordere Oberschenkel): Beladen Sie den Hebelarm, setzen Sie sich auf die Bank, und plazieren Sie Ihre Schienbeine hinter den Polstern. Die Unterschenkel sind im Winkel von etwa 90° gebeugt, der Winkel zwischen Oberschenkel und Oberkörper sollte ebenfalls 90° betragen. Strecken Sie nun die Beine, bis Ihre Quadrizepse voll kontrahieren. Halten Sie diese Position für zwei Sekunden, bevor Sie das Gewicht wieder absenken.

> *Tip*: Wenn die großen Zehen nach innen zeigen, werden die äußeren Partien der Quadrizepse stärker belastet; bei nach außen gedrehten Zehen die unteren und inneren Partien.

Kniebeugen auf einem Bein (vordere und hintere Oberschenkel, Gesäß): Diese Übung ist wirklich kein Kinderspiel. Wenn Sie Kniebeugen auf einem Bein hart und bis zum Muskelversagen trainie-

Kniebeugen auf einem Bein

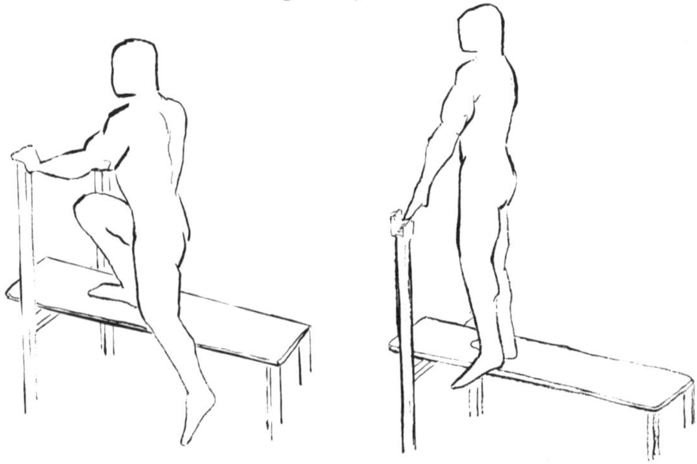

ren, werden Ihre Oberschenkel unglaublich gefordert. Fixieren Sie die Hantelablagen Ihrer Bank etwa auf Schulterhöhe, und legen Sie eine Hantel darauf ab. Stellen Sie sich nun mit einem Fuß auf die Bank, stützen Sie sich mit einem Arm auf die Stange, und lassen Sie das freie Bein herunterhängen. Beugen Sie das Standbein tief, und drücken Sie sich mit dem Quadrizeps in die Ausgangstellung zurück.

Tip: Versuchen Sie, den Oberkörper so aufrecht wie möglich zu halten. Wenn Sie mehr als 15 Wiederholungen schaffen, nehmen Sie eine Kurzhantel zur Hand, und zwar auf der Seite, die gerade trainiert wird. Sollten Sie anfangs noch keine zwei Sätze schaffen, können Sie durch Zug mit dem Haltearm an der Stange etwas nachhelfen.
Alternativübungen: Hantelkniebeugen oder Sissykniebeugen.

Kniebeugen (vordere und hintere Oberschenkel, Gesäß, unterer Rücken): Im Heimstudio ist diese Übung etwas gefährlicher als die Kniebeuge auf einem Bein, doch wenn Sie einige Vorsichtsmaßnahmen treffen, ist die Hantelkniebeuge eine der besten Grundübungen überhaupt. Treten Sie unter eine beladene Langhantel, greifen Sie die Stange weit, und heben Sie das Gewicht mit den Schultern aus den Ablagen. Nun gehen Sie einen Schritt zurück, nehmen einen komfortablen Stand ein und gehen in eine Kniebeuge hinunter, bis sich Ihre Oberschenkel parallel zum Boden befinden. Dann drücken Sie sich mit einer kontrollierten Bewegung wieder nach oben.

Für eine bessere Balance können Sie ein kleines Brett oder zwei Hantelscheiben unter Ihre Fersen legen. Blicken Sie während der Ausführung der Übung stets auf einen imaginären Punkt in Kopfhöhe, dann können Sie sich nicht vorbeugen, und vermeiden so eine unnötige Belastung des unteren Rückens. Halten Sie den Oberkörper bei der Abwärts- und Aufwärtsbewegung so aufrecht wie möglich, um die Oberschenkel maximal zu beanspruchen. Achtung: Wenn Sie bis zum Muskelversagen gehen möchten, sollten Sie unbedingt einen Partner zur Seite haben, der Sie bei den letzten Wiederholungen unterstützt.

Tip: Stellen Sie eine Bank unter Ihr Gesäß. So können Sie nicht zu tief hinunter gehen, und falls Ihnen die letzte Wiederholung nicht mehr gelingt, haben Sie die Möglichkeit, sich im Sitzen etwas auszuruhen und neue Kraft zu sammeln, um dann die Hantel abzulegen. Wenn Sie öfter ohne Partner trainieren, sollten Sie die Anschaffung eines Hüftgürtels für Kniebeugen erwägen. Mit diesem Gürtel können Sie auch schwere Kniebeugen ohne Hilfestellung ausführen (siehe hierzu Seite 170).

Sissy-Kniebeugen

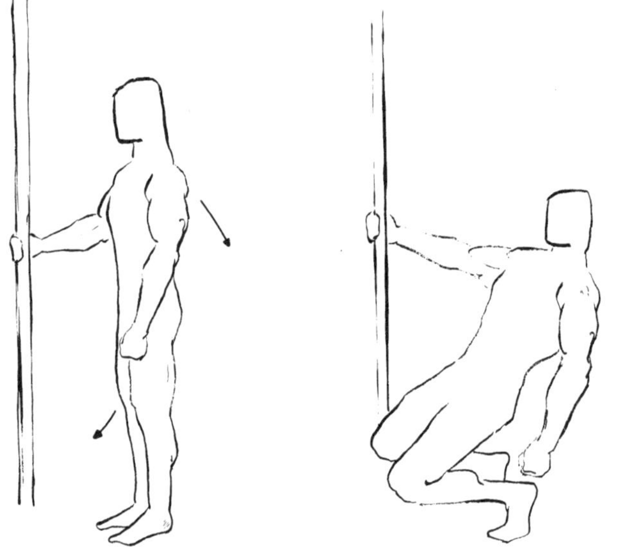

Sissy-Kniebeugen (vordere Oberschenkel): Stehen Sie neben den Ablagen Ihrer Hantelbank, und stützen Sie sich mit einer Hand ab. Stellen Sie sich auf die Zehenspitzen, und beugen Sie den Oberkörper zurück; die Beine werden dabei gebeugt. Gehen Sie so weit hinunter wie möglich, der Oberkörper befindet sich dabei *auf einer Linie* mit den Oberschenkeln – die Hüfte wird nicht gebeugt (die untere Position bei dieser Übung erinnert an die Haltung eines Limbotänzers). Jetzt kommen die vorderen Oberschenkel ins Spiel: Ziehen Sie sich mit der Kraft dieser Muskeln wieder hoch.

Tip: Für eine bessere Balance können Sie ein kleines Brett oder zwei Hantelscheiben unter Ihre Fersen legen. Halten Sie mit der

freien Hand eine Hantelscheibe vor die Brust, wenn Sie dafür stark genug sind.
Alternativübungen: Beinstrecken, Ausfallschritte.

Waden:	Wadenheben auf einem Bein
	Wadenheben, stehend
	Wadenheben, vorgebeugt

Wadenheben auf einem Bein: Stehen Sie auf dem Wadenblock, und halten Sie auf der zu trainierenden Seite eine Kurzhantel in der Hand (oder tragen Sie einen Gewichtgürtel mit ausreichend Gewicht). In Kapitel 2 erfahren Sie, wie man einen guten Wadenblock baut. Halten Sie sich mit der freien Hand irgendwo fest, stellen Sie den Fußballen auf die Kante des Wadenblocks. Senken Sie die Ferse bis zur völligen Streckung der Wadenmuskeln, dann drücken Sie den Körper durch Kontraktion der Wadenmuskeln so hoch wie möglich.

Tip: Versuchen Sie, beim Heben mehr Druck auf den großen Zeh zu leiten, um die Innenseite der Wade stärker zu belasten.
Alternativübungen: Wadenheben stehend, Wadenheben vorgebeugt.

Wadenheben, stehend: Ausführung wie zuvor, doch mit beiden Beinen. Führen Sie die Übung so lange aus, bis Ihre Waden »brennen«. Das Tempo der Wiederholungen sollte hoch sein, doch ohne Schwung.

Tip: Beugen Sie sich vor und stützen Sie sich mit den Händen an der Wand ab, um eine bessere Dehnung zu erzielen.

Wadenheben, vorgebeugt

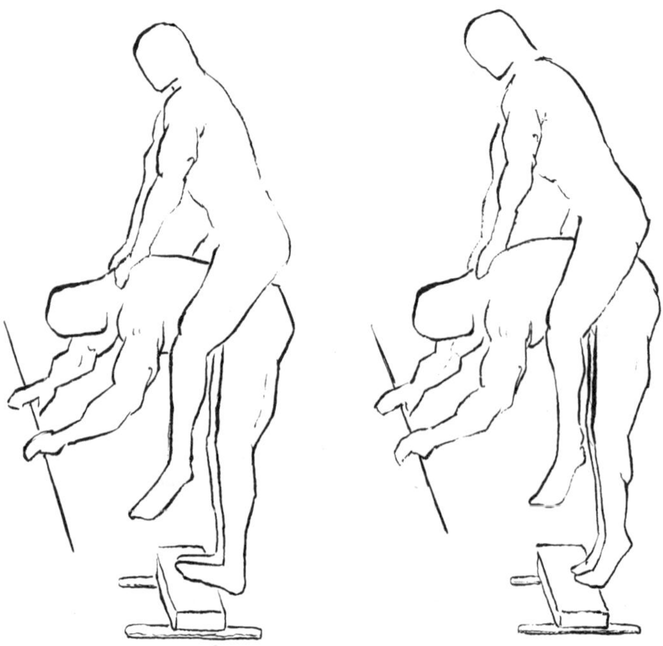

Wadenheben vorgebeugt mit Partner: Stehen Sie mit den Fußballen auf dem Wadenblock, und beugen Sie Ihren Oberkörper vor, bis er sich parallel zum Boden befindet. Stützen Sie sich mit den Händen auf eine Stuhllehne oder einen Tisch. Der Trainingspartner setzt sich nun auf Ihren Rücken. Sollten Sie mehr Gewicht benötigen, kann er noch eine Gewichtsscheibe halten. Führen Sie die Wiederholungen bis zum Muskelversagen durch.

Tip: Wenn Sie allein trainieren, legen Sie einen mit Hantelscheiben bestückten Gewichtgürtel an. So können Sie vorgebeugtes Wadenheben auch ohne Partner ausführen.

Brust	Bankdrücken
	Schrägbankdrücken
	Negatives Bankdrücken
	Schrägbankdrücken mit Kurzhanteln
	Dips mit auswärts gestellten Armen
	Liegestütz mit erhöhten Beinen
	Fliegende Bewegungen auf der Schrägbank

Bankdrücken (gesamte Brust): Legen Sie sich rücklings auf eine Bank, in deren Ablagen eine beladene Langhantel liegt. Greifen Sie etwas über Schulterbreite, heben Sie die Hantel aus der Ablage, strecken Sie die Arme durch, und senken Sie das Gewicht ab, bis es die Brust beinahe berührt. Drücken Sie die Hantel ohne Pause wieder hoch, bis die Arme fast gestreckt sind. Wiederholen Sie die Bewegung. Bei dieser Übung ist der Beistand eines Partners sehr zu empfehlen: Wenn Sie am Ende des Satzes die Hantel nicht mehr bis in Höhe der Ablage drücken können, ist jemand zur Stelle, der Ihnen hilft.

Tip: Um die Brustmuskeln noch besser zu dehnen, stellen Sie die Ellbogen weit zur Seite hin aus und senken die Hantel über dem Hals.
Alternativübung: Kurzhantel-Bankdrücken.

Dips mit auswärts gestellten Ellbogen (gesamte Brust): Gleiche Ausführung wie schon beim Armtraining beschrieben, doch die Ellbogen werden auswärts gestellt und das Kinn auf die Brust gepreßt. Am tiefsten Punkt der Bewegung sollten Sie die Dehnung in den Brustmuskeln spüren, bevor Sie sich in die Ausgangsposition zurückdrücken.

Tip: Spannen Sie die Brustmuskeln in der oberen Position der Bewegung für einige Sekunden voll an.

Liegestütz mit erhöhten Beinen (gesamte Brust): Eine wirklich effektive Übung, bei der man aber das Gewicht nicht erhöhen kann. Wenn Sie also mehr als 15 Wiederholungen schaffen, müssen Sie zu Bankdrücken übergehen. Nehmen Sie die reguläre Position für den Liegestütz ein, die Hände etwas mehr als schulterbreit auseinander, die Füße ruhen auf einer Bank (je höher die Füße liegen, desto schwerer wird die Übung). Der Abstand zwischen den Händen sollte etwas größer als schulterbreit sein, und die Ellbogen müssen nach außen zeigen. In der unteren Position berühren Sie mit der Brust den Boden. Wenn Sie den Kopf in den Nacken legen, belasten Sie die mittlere und untere Brust stärker.

Tip: Legen Sie etwas von der Dicke eines Telefonbuches unter jede Hand, um eine bessere Dehnung zu erzielen (in guten Sportgeschäften können Sie auch spezielle Griffe erwerben).
Alternativübungen: Dips mit ausgestellten Ellbogen, Bankdrücken.

Schrägbankdrücken (obere Brust): Legen Sie sich rücklings auf eine Schrägbank, deren Rückenteil auf etwa 35° hochgestellt ist.

Greifen Sie die Langhantel etwas über Schulterbreite, Handflächen nach vorn, und heben Sie das Gewicht aus der Ablage. Strecken Sie die Arme durch, dann senken Sie die Hantel zur Brust hin ab und drücken Sie wieder hoch.

Tip: Wenn Sie die Hantel zum Hals ablassen und die Ellbogen ausstellen, wird die obere Brust noch stärker belastet.

Schrägbankdrücken mit Kurzhanteln (obere Brust): Ausführung wie beim Schrägbankdrücken, doch werden hier Kurzhanteln eingesetzt. Halten Sie die Gewichte zu beiden Seiten des Körpers in Höhe der Schultern, und drücken Sie die Hanteln nach oben; die Ellbogen werden dabei ausgestellt. Spannen Sie die Brustmuskeln in der oberen Position der Bewegung für einige Sekunden fest an, bevor sie die Gewichte wieder auf Schulterhöhe ablassen.

Tip: Führen Sie einen Satz mit den Handflächen zueinander aus und den nächsten mit den Handflächen nach vorn, um die oberen Pectoralismuskeln aus verschiedenen Winkeln zu belasten. Halten Sie Ihren unteren Rücken immer flach auf der Bank. *Alternativübung*: Langhantel-Bankdrücken.

Bankdrücken negativ (untere Brust): Stellen Sie den Wadenblock unter das vordere Ende einer Bank. Gehen Sie sicher, daß die Bank nicht abrutschen kann. Greifen Sie ein Paar Kurzhanteln, und legen Sie sich rücklings auf die Bank, so daß Ihr Kopf auf dem tieferliegenden Ende ruht. Drücken Sie die Hanteln gleichzeitig über der Brust nach oben, und lassen Sie sie in einer kontrollierten Bewegung so tief wieder ab, bis Sie eine gute Dehnung in der Brust spüren. Erst jetzt drücken Sie die Hanteln wieder hoch.

Tip: Spannen Sie die Brustmuskeln am oberen Punkt der Bewegung für zwei Sekunden voll an.

Fliegende Bewegungen auf der Schrägbank (obere Brust): Halten Sie in jeder Hand eine Kurzhantel, und legen Sie sich auf eine Bank mit schräggestellter Lehne. Stemmen Sie die Hanteln hoch über Ihre Brust. Senken Sie nun die Arme im Bogen zu beiden Seiten so weit ab, bis Sie eine gute Streckung in der Brustmuskulatur spüren; die Arme werden bei der Abwärtsbewegung nicht durchgestreckt, sondern bleiben leicht gebeugt. Führen Sie nun die Gewichte wieder über der Brust zusammen, so, als würden Sie einen mächtigen Baum umarmen, indem Sie Zug mit den Brustmuskeln ausüben.

Tip: Spannen Sie die Pectoralis-Muskeln am höchsten Punkt der Bewegung für zwei Sekunden voll an.

Rücken	Klimmzüge zum Nacken
	Klimmzüge zur Brust
	Klimmzüge mit Untergriff
	Kreuzheben mit gestreckten Beinen
	Rudern, vorgebeugt
	Rudern, vorgebeugt mit einer Kurzhantel
	Überzüge

Klimmzüge zum Nacken (Latissimus dorsi): Greifen Sie die Klimmzugstange etwas über Schulterbreite, und ziehen Sie den Körper mit den Rückenmuskeln so weit hoch, bis die Stange den

Nacken berührt. Lassen Sie sich nun bis zur völligen Streckung der Arme wieder hinab und wiederholen Sie.

Tip: Auf dem Höhepunkt der Bewegung können Sie die Schulterblätter zusammenpressen, um den mittleren Rücken stärker zu belasten.
Alternativübung: Klimmzug zur Brust

Klimmzüge zur Brust (Latissimus dorsi): Greifen Sie etwas über Schulterbreite, und ziehen Sie den Körper mit den Rückenmuskeln hoch, bis Ihre Brust die Stange berührt, bevor Sie sich bis zur vollen Streckung der Arme wieder ablassen.

Tip: Stellen Sie einen Stuhl unter Ihre Füße, um sich für ein paar weitere Wiederholungen abstützen zu können.
Alternativübung: Latziehen.

Klimmzüge mit Untergriff (Bizeps, Rücken): Greifen Sie die Klimmzugstange schulterbreit mit Untergriff. Ziehen Sie sich mit den Armen soweit hoch, bis Ihre Schlüsselbeine die Stange berühren. Lassen Sie sich bis zur vollen Streckung der Arme wieder herab und wiederholen Sie.

Tip: Legen Sie im oberen Teil der Bewegung den Kopf in den Nacken, um eine bessere Kontraktion der Bizepse zu erzielen.

Kreuzheben mit gestreckten Beinen (Beinbizepse, Gesäß, unterer Rücken): Diese Übung belastet die Beinbizepse, den unteren Rükken und das Gesäß wirklich hart. Legen Sie eine Langhantel in die Ablagen Ihrer Bank. Dann stellen Sie sich auf die Bank, heben die

Hantel an und treten einen Schritt nach hinten. Mit gestreckten Armen beugen Sie den Oberkörper in der Hüfte vor und führen dabei das Gewicht so nah wie möglich an den Beinen herunter. Wenn Sie mit der Hantel die Bank beinahe berühren, kehren Sie die Bewegung wieder um und ziehen Ihren Körper langsam wieder in die aufrechte Haltung.

Tip: Wenn Sie mit einer Hand im Ober- und der anderen im Untergriff fassen, haben Sie die Hantel bei schweren Gewichten besser unter Kontrolle. Sie können sich, statt auf die Bank, auch mit geschlossenen Beinen auf Ihren Wadenblock stellen und die Langhantel vom Boden aufnehmen. Bei erhöhtem Stand können Sie die Hantel weiter ablassen und die Zielmuskeln besser dehnen.
Alternativübungen: Für die Beinbizepse können Sie auch Beincurls ausführen. Allerdings können Sie beim Kreuzheben mehr Gewicht bewegen und der untere Rücken wird ebenfalls trainiert.

Rudern, vorgebeugt (mittlerer Rücken): Beugen Sie sich in der Hüfte nach vorn, greifen Sie eine beladene Langhantel mit mehr als schulterbreitem Obergriff und ziehen Sie diese mit den Rückenmuskeln zum Bauch. Halten Sie dabei die Ellbogen nach außen und den Oberkörper parallel zum Boden; der Kopf wird in den Nacken gelegt.

Tip: Wenn Sie die Hantel im Untergriff halten und die Ellbogen eng an den Körper bringen, werden die unteren Partien des Latissimus dorsi stärker belastet.
Alternativübungen: Rudern, vorgebeugt mit einer Kurzhantel

(besser geeignet für jene, die Probleme mit dem unteren Rücken entwickeln), Rudern bäuchlings auf einer Schrägbank.

Rudern, vorgebeugt mit einer Kurzhantel (mittlerer Rücken): Halten Sie in einer Hand eine Kurzhantel, und beugen Sie sich in der Hüfte nach vorn. Lassen Sie dabei das Gewicht am ausgestreckten Arm herabhängen, und stützen Sie sich mit der freien Hand auf eine Bank. Ziehen Sie nun die Hantel mit der Rückenmuskulatur der betreffenden Körperseite bis zur Schulter hoch. In der oberen Position der Bewegung ist der Ellbogen der höchste Punkt des Körpers; die Handfläche ist einwärts gedreht. Senken Sie das Gewicht wieder ab und wiederholen Sie. Trainieren Sie abwechselnd beide Seiten des Latissimus dorsi.

Tip: Wenn die Handfläche nach hinten zeigt, wird der mittlere Rücken stärker belastet.

Überzüge (Latissimus dorsi): Setzen Sie sich auf das Ende einer Flachbank, und nehmen Sie eine beladene SZ-Stange mit schulterbreitem Obergriff vom Boden auf. Legen Sie sich nun rücklings auf die Bank, der Kopf ragt über das Ende hinaus. Führen Sie die Hantel mit nicht ganz gestreckten Armen weit über den Kopf nach hinten, bis Sie eine deutliche Streckung in der Rückenmuskulatur spüren. Mit gebeugten Armen ziehen Sie dann die Hantel bis zur Brust.

Tip: Sie können diese Übung auch mit gestreckten Armen ausführen, doch sollten Sie dann das Gewicht nicht unter das Niveau der Bank absenken, um Schulterverletzungen auszuschließen.

Schultern	Nackendrücken Nackendrücken mit Kurzhanteln Military Press Langhantelrudern, stehend Kurzhantelrudern, stehend Seitheben Seitheben mit einem Arm auf der Schrägbank

Nackendrücken: Legen Sie eine beladene Langhantel in die Ablagen Ihrer Bank. Setzen Sie sich mit dem Rücken zum Gewicht auf die Bank, und nehmen Sie die Langhantel aus der Ablage. Drükken Sie diese hinter dem Kopf hoch, bis die Arme völlig gestreckt sind, bevor Sie das Gewicht zum Nacken absenken.

Tip: Versuchen Sie einen Satz, bei dem Sie die Arme nicht völlig durchstrecken.
Alternativübungen: Nackendrücken stehend, Nackendrücken mit Kurzhanteln.

Nackendrücken mit Kurzhanteln: Setzen Sie sich auf eine Bank. Nehmen Sie eine Kurzhantel in jede Hand und halten Sie diese neben den Schultern. Drücken Sie die Gewichte hinter dem Kopf hoch und lassen Sie sie langsam wieder zu den Schultern herab. Die Handflächen sollten dabei nach vorn zeigen und der Oberkörper aufrecht gehalten werden.

Tip: Sie können auch alternierend arbeiten – die eine Hantel wird gesenkt, während die andere gehoben wird.
Alternativübungen: Nackendrücken mit Kurzhanteln, stehend.

Military Press: Nehmen Sie eine beladene Langhantel vom Boden auf, und halten Sie das Gewicht vor der Brust. Die Ellbogen zeigen nach unten, und die Hantel ruht auf den Handflächen. Halten Sie den Körper so aufrecht wie möglich, und drücken Sie die Hantel vor dem Kopf hoch, um sie dann wieder zur Brust abzulassen.

Tip: Drücken Sie die Hantel nicht bis zur völligen Streckung der Arme über Kopf. Die Schultern werden so kontinuierlich belastet, da die Hantel in der obersten Position der Bewegung nicht auf den gestreckten Armen ruht.

Langhantelrudern, stehend: Halten Sie eine Langhantel mit mehr als schulterbreitem Obergriff. Stehen Sie aufrecht, und strecken Sie die Arme durch. Jetzt ziehen Sie das Gewicht zum Kinn. Führen Sie die Hantel nahe am Körper. Stoppen Sie in Höhe der mittleren Brust, senken Sie langsam wieder, und machen Sie Ihre Wiederholungen. Wenn Sie bei dieser Übung Schmerzen in den Handgelenken oder den Schultern haben, benutzen Sie Kurzhanteln.

Tip: Versuchen Sie hin und wieder mit leichterem Gewicht, die Hantel bis zur Nase zu heben, statt auf Brusthöhe zu stoppen.
Alternativübungen: Rudern stehend mit Kurzhanteln, Seitheben.

Kurzhantelrudern, stehend: Stehen Sie aufrecht, mit einer Kurzhantel in jeder Hand. Die Handflächen zeigen nach hinten. Ziehen Sie nun die Kurzhanteln mit den Schultermuskeln nah am Körper bis auf Brusthöhe hoch. Absenken und wiederholen.

Tip: Halten Sie die Hände etwas weiter als schulterbreit auseinander, um auch die seitlichen Muskelköpfe zu trainieren.

Seitheben: Stehen Sie aufrecht mit einer Kurzhantel in jeder Hand. Die Hanteln sollten mit gestreckten Armen vor den Oberschenkeln gehalten werden, die Handflächen zueinander gedreht. Heben Sie die Gewichte nun mit leicht gebeugten Armen bis auf Schulterhöhe; die Knöchel der kleinen Finger müssen in der oberen Position der Bewegung nach oben zeigen und die Daumen nach unten, so als wären die Hanteln Kannen, aus denen Sie Wasser ausgießen möchten. Halten Sie die Kontraktion in den Deltoidmuskeln für eine Sekunde, bevor Sie die Gewichte wieder ablassen.

Seitheben mit einem Arm auf der Schrägbank

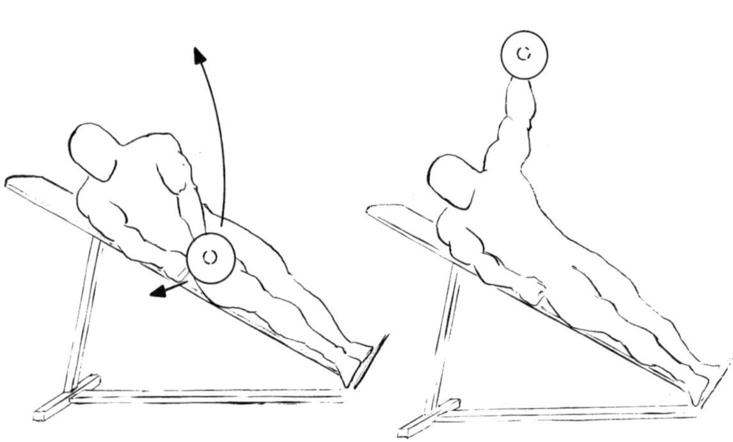

Seitheben mit einem Arm auf der Schrägbank: Legen Sie sich mit der rechten Körperseite auf eine Bank mit leicht erhöhter Lehne; eine Schulter ruht auf der Bank. Halten Sie eine Hantel in der linken Hand, und führen Sie Kurzhantel-Seitheben aus. Durch die Schräglage wird der Deltoid in der unteren Position voll gedehnt. Wechseln Sie anschließend die Lage, um die andere Schulter zu trainieren.

> *Tip*: Halten Sie die Kurzhantelstange immer parallel zum Boden.

Für weitere Übungen sollten Sie Bill Pearls WEGE ZUM IDEALEN KÖRPER oder Arnold Schwarzeneggers GROßES BODYBUIDLING BUCH zu Rate ziehen. Beide Bücher enthalten Beschreibungen aller nur denkbaren Übungen.

*

Anhang C — Trainingsplanung

Anfänger

Einführungsplan (3 Wochen-Zyklus)
Woche 1-2: Nur ein Satz von jeder Übung (plus einen Aufwärmsatz); gehen Sie auch nicht bis zum Muskelversagen, beenden Sie die Sätze, wenn durchaus noch einige Wiederholungen möglich wären.
Woche 3: Trainieren Sie jetzt bis zum Muskelversagen, doch bleiben Sie bei einem Satz pro Übung.

Anfängerplan (6 Monats-Zyklus)
Woche 1-6: LE-Programm, alle Sätze werden bis zum Muskelversagen ausgeführt (Aufwärmsätze ausgenommen).
Woche 7-8: LE-Programm, alle Sätzen werden ein bis zwei

Wiederholungen vor dem Muskelversagen beendet.
Woche 9-14: LE-Programm, alle Sätze werden bis zum Muskelversagen ausgeführt (Aufwärmsätze ausgenommen).
Woche 15-16: LE-Programm, alle Sätzen werden ein bis zwei Wiederholungen vor dem Muskelversagen beendet.
Woche 17-22: LE-Programm, alle Sätze werden bis zum Muskelversagen ausgeführt (Aufwärmsätze ausgenommen). Bauen Sie vorsichtig Intensitätstechniken ein.
Woche 23-24: LE-Programm, alle Sätzen werden ein bis zwei Wiederholungen vor dem Muskelversagen beendet.

Spezialisierungsplan (6 Monats-Zyklus)
Woche 1-4: Arbeiten Sie Spezialisierungen für Ihr schwächstes Körperteil in das LE-Programm ein. Setzen Sie die Intensitätstechniken sparsam ein.
Woche 5-6: Normales LE-Programm. Beenden Sie alle Sätze kurz vor dem Muskelversagen.
Woche 7-10: Arbeiten Sie Spezialisierungen für ein anderes schwaches Körperteil in das LE-Programm ein. Setzen Sie die Intensitätstechniken sparsam ein.
Woche 11-12: Normales LE-Programm. Beenden Sie alle Sätze kurz vor dem Muskelversagen.
Woche 13-16: Spezialisierung auf ein schwaches Körperteil. Setzen Sie die Intensitätstechniken sparsam ein.
Woche 17-18: Normales LE-Programm. Beenden Sie alle Sätze kurz vor dem Muskelversagen.
Woche 19-22: Spezialisierung auf ein schwaches Körperteil. Setzen Sie die Intensitätstechniken sparsam ein.
Wochen 23-24: Normales LE-Programm. Beenden Sie alle Sätze kurz vor dem Muskelversagen.

Fortgeschrittene

Fortgeschrittenenplan (4 1/2 Monats-Zyklus)
Woche 1-4: BP-Programm, alle Sätze werden bis zum Muskelversagen durchgeführt.
Woche 5-6: BP-Programm, alle Sätze werden bis kurz vor dem Muskelversagen durchgeführt.
Woche 7-10: BP-Programm, Intensitätstechniken werden vorsichtig angewendet.
Woche 11-12: BP-Programm, alle Sätze werden bis kurz vor dem Muskelversagen durchgeführt.
Woche 13-16: BP-Programm, Intensitätstechniken werden vorsichtig angewendet.
Woche 17-18: BP-Programm, alle Sätze werden bis kurz vor dem Muskelversagen durchgeführt.

Spezialisierungsplan (4 1/2 Monats-Zyklus)
Woche 1-4: LE-Programm mit Spezialisierung auf das schwächste Körperteil, Intensitätstechniken werden sparsam eingesetzt.
Woche 5-6: Normales LE-Programm, alle Sätze werden kurz vor dem Muskelversagen beendet.
Woche 7-10: LE-Programm mit Spezialisierungen auf ein anderes schwaches Körperteil; Intensitätstechniken werden sparsam eingesetzt.
Woche 11-12: Normales LE-Programm; alle Sätze werden kurz vor dem Muskelversagen beendet.
Woche 13-16: LE-Programm mit Spezialisierung auf ein schwaches Körperteil; Intensitätstechniken sparsam einsetzen.
Woche 17-18: Normales LE-Programm; alle Sätze werden kurz vor dem Muskelversagen beendet.

Abwechselnde Wiederholung des Spezialisierungs- und Fortgeschrittenenplans (4 1/2 Monate-Zyklus)

Athleten

Gewöhnungsplan (3 Wochen-Zyklus)

Woche 1-2: Athleten-LE-Programm; jeweils ein Satz pro Übung (plus zugehörige Aufwärmsätze); alle Sätze werden kurz vor dem Muskelversagen beendet.
Woche 3: Athleten-LE-Programm; die Anzahl der Sätze wird beibehalten; alle Sätze werden bis zum Muskelversagen durchgeführt (die Aufwärmsätze natürlich ausgenommen).

Anfängerplan (6 Monats-Zyklus)

Woche 1-6: Athleten-LE-Programm; alle (9-18) Sätze werden bis zum Muskelversagen durchgeführt (Aufwärmsätze ausgenommen).
Woche 7-8: Athleten-LE-Programm; alle Sätze werden ein bis zwei Wiederholungen vor dem Muskelversagen beendet.
Woche 9-14: Athleten-LE-Programm; alle Sätze werden bis zum Muskelversagen durchgeführt (ausgenommen Aufwärmsätze).
Woche 15-16: Athleten-LE-Programm; alle Sätze werden ein bis zwei Wiederholungen vor dem Muskelversagen beendet.
Woche 17-22: Athleten-LE-Programm; alle Sätze werden bis zum Muskelversagen durchgeführt (Aufwärmsätze ausgenommen); Intensitätstechniken werden vorsichtig einbezogen, doch höchstens bei vier Sätzen pro Trainingseinheit.
Woche 23-24: Athleten-LE-Programm; alle Sätze werden ein bis zwei Wiederholungen vor dem Muskelversagen beendet.

Spezialisierungsplan (6 Monats-Zyklus)

Wochen 1-4: Athleten-LE-Programm mit Spezialisierung für ein Körperteil der Wahl; Intensitätstechniken werden sparsam eingesetzt.

Woche 5-6: Normales Athleten-LE-Programm; alle Sätze werden kurz vor dem Muskelversagen beendet.

Woche 7-10: Athleten-LE-Programm mit Spezialisierung auf ein anderes Körperteil der Wahl; Intensitätstechniken werden sparsam eingesetzt.

Woche 11-12: Normales Athleten-LE-Programm; alle Sätze werden kurz vor dem Muskelversagen beendet.

Woche 13-16: Athleten-LE-Programm mit Spezialisierung auf ein anderes Körperteil der Wahl; Intensitätstechniken werden sparsam eingesetzt.

Woche 17-18: Normales Athleten-LE-Programm; alle Sätze werden kurz vor dem Muskelversagen beendet.

Woche 19-22: Athleten-LE-Programm mit Spezialisierung auf ein anderes Körperteil der Wahl; Intensitätstechniken werden sparsam eingesetzt.

Woche 23-24: Normales Athleten-LE-Programm; alle Sätze werden kurz vor dem Muskelversagen beendet.

ANHANG D

TRAININGSPROGRAMME

LEISTUNGSEFFIZIENZPROGRAMM

LE-Trainingsprogramm

Montag, Mittwoch, Freitag

vord.Oberschenkel (Gesäß)	Kniebeugen auf einem Bein, oder Kniebeugen	2 x 10-15
	Sissy-Kniebeugen	1 x 10-15
hint.Oberschenkel (unterer Rücken)	Kreuzheben mit gestreckten Beinen	2 x 10-15
Brust	Schrägbankdrücken	2 x 8-12
	Erhöhte Liegestütz, oder Bankdrücken	1 x 8-12
Rücken	Klimmzüge	2 x 8-12
	Rudern, vorgebeugt	1 x 8-12
Schultern	Nackendrücken, sitzend	2 x 8-12

	Rudern, aufrecht	2 x 8-12
Waden	Wadenheben auf einem Bein	2 x 12-20
	Wadenheben, freistehend	1 x max.
Trizepse	Trizepsdrücken, liegend	1 x 8-12
Bizepse	Langhantelcurls	1 x 8-12
Bauch	Bauchpressen	2 x 15-25

Alternatives LE-Trainingsprogramm

Montag und Donnerstag

vord. Oberschenkel (Gesäß)	Kniebeugen auf einem Bein oder Kniebeugen	2 x 10-15
hint. Oberschenkel (unterer Rücken)	Kreuzheben mit gestreckten Beinen	1 x 10-15
Brust	Schrägbankdrücken oder Bankdrücken	2 x 8-12
Rücken	Klimmzüge	2 x 8-12
	Rudern, vorgebeugt	1 x 8-12
Schultern	Nackendrücken, sitzend	2 x 8-12
	Rudern, aufrecht	1 x 8-12
Waden	Wadenheben auf einem Bein	2 x 12-20
Trizepse	Trizepsdrücken, liegend	1 x 8-12
Bizepse	Langhantelcurls	1 x 8-12
Bauch	Bauchpressen	1 x 15-25

LE-Programm für Frauen

Montag und Donnerstag

Beine und Po	Hantelkniebeugen	2 x 10-15
Unterer Rücken	Kreuzheben	2 x 10-15
Brust	Bankdrücken	2 x 8-12
Rücken	Rudern, vorgebeugt	2 x 8-12

Schultern	Rudern, aufrecht	2 x 8-12
Waden	Wadenheben auf einem Bein	2 x 12-20
Bauch	Bauchpressen	2 x 10-25

Alternatives LE-Programm für Frauen

Beine und Po	Ausfallschritte	3 x 10-15
Brust	Schrägbankdrücken	2 x 8-12
Rücken	Rudern, vorgebeugt mit einem Arm	2 x 8-12
Schultern	Nackendrücken	2 x 8-12
Waden	Wadenheben auf einem Bein	2 x 12-20
Bauch	Bauchpressen	2 x 10-25

BP-Vier Tage-Split-Programm

Montag und Donnerstag

vord. Oberschenkel	Kniebeuge	2 x 10-15
(Gesäß)	Sissy-Kniebeuge	2 x 10-15
	Beinstrecken	1 x 10-15
hint. Oberschenkel	Kreuzheben	2 x 10-15
(unterer Rücken)	Beincurls	1 x 10-15
Waden	Beincurls (Zehen angezogen)	2 x 12-20
	Wadenheben, vorgebeugt	2 x 12-20
	Wadenheben, aufrecht	1 x 12-20
Obere Brust	Schrägbankdrücken	2 x 8-12
	Fliegende Bewegungen auf der Schrägbank	2 x 8-12
Untere Brust	Dips oder Bankdrücken	2 x 8-12
	Fliegende Bewegungen auf der abwärts geneigten Bank	2 x 8-12

Trizepse	Trizepsdrücken, liegend	2 x 8-12
	Trizepsdrücken über Kopf	2 x 8-12
	Kickbacks	1 x 8-12

Dienstag und Freitag

Latissimus	Klimmzüge zur Brust	2 x 8-12
	Kurzhantelüberzüge	2 x 8-12
	Klimmzüge im Untergriff	1 x 8-12
Trapezius	Klimmzüge zum Nacken	2 x 8-12
	Rudern, vorgebeugt	2 x 8-12
Schultern	Nackendrücken	2 x 8-12
	Seitheben mit einem Arm, auf der Schrägbank	2 x 8-12
	Rudern, aufrecht mit weitem Griff	2 x 8-12
Bizepse	Langhantelcurls	2 x 8-12
	Kurzhantelcurls, sitzend auf der Schrägbank	1 x 8-12
	Konzentrationscurls	1 x 8-12
Bauch	Bauchpressen	2 x 15-20

BP-Sechs Tage-Split-Programm

Tag 1

vord. Oberschenkel (Gesäß)	Kniebeuge	3 x 10-15
	Sissy-Kniebeuge	2 x 10-15
	Beinstrecken	2 x 10-15
hint. Oberschenkel (unterer Rücken)	Kreuzheben mit gestreckten Beinen	3 x 10-15
	Beincurls	3 x 10-15
Waden	Beincurls (Zehen gestreckt)	2 x 12-20

	Wadenheben, vorgebeugt	2 x 12-20
	Wadenheben	2 x 12-20
Tag 2		
Obere Brust	Schrägbankdrücken	2 x 8-12
	Fliegende Bewegungen auf der Schrägbank	2 x 8-12
Untere Brust	Dips oder Bankdrücken	2 x 8-12
	Fliegende Bewegungen auf der abwärts geneigten Bank	2 x 8-12
Latissimus	Klimmzüge zur Brust	2 x 8-12
	Kurzhantelüberzüge	2 x 8-12
	Klimmzüge mit Untergriff	2 x 8-12
Trapezius	Klimmzüge zum Nacken	2 x 8-12
	Rudern, vorgebeugt	2 x 8-12
Bauch	Bauchpressen	3 x 15-20
Tag 3		
Schultern	Nackendrücken	3 x 8-12
	Seitheben mit einem Arm, liegend auf der Schrägbank	2 x 8-12
	Rudern aufrecht	2 x 8-12
Trizepse	Trizepsdrücken, liegend	2 x 8-12
	Trizepsdrücken über Kopf	2 x 8-12
	Kickbacks	1 x 8-12
Bizepse	Langhantelcurls	2 x 8-12
	Kurzhantelcurls, sitzend auf der Schrägbank	1 x 8-12
	Konzentrationscurls	1 x 8-12

Unterarmflexoren	Handgelenkcurls	
	(aufwärts gestellte Bank)	1 x 8-12
	Handgelenkcurls	
	(abwärts geneigte Bank)	1 x 8-12
Unterarmextensoren	Curls, revers	1 x 8-12
	Handgelenkcurls, revers	
	(aufwärts gestellte Bank)	1 x 8-12
	Handgelenkcurls, revers	
	(abwärts geneigte Bank)	1 x 8-12

Das LE-Programm für Athleten

Montag und Donnerstag

vord. Oberschenkel	Kniebeugen auf einem Bein	
(Gesäß)	oder Hantelkniebeugen	1-2 x 10-15
hint. Oberschenkel	Kreuzheben mit gestreckten	
(unterer Rücken)	Beinen	1-2 x 10-15
Brust	Schrägbankdrücken, oder	
	Bankdrücken	1-2 x 8-12
Rücken	Klimmzüge	1-2 x 8-12
	Rudern, vorgebeugt	1-2 x 8-12
Schultern	Nackendrücken, sitzend	1-2 x 8-12
	Rudern, aufrecht	1-2 x 8-12
Waden	Wadenheben auf einem Bein	1-2 x 12-20
Bauch	Bauchpressen	1-2 x 15-25

Trainingsprogramm für das Power Rack

Beine	Kniebeugen	3 x 12
	Kreuzheben mit	
	gestreckten Beinen	2 x 12
	Wadenheben	3 x 12-20

Brust	Bankdrücken	2 x 8
	Schrägbankdrücken	2 x 8
Rücken	Klimmzüge	2 x 8
	Rudern, vorgebeugt	2 x 8
Schultern	Nackendrücken, sitzend	2 x 8
	Rudern, aufrecht	2 x 8
Trizepse	Bandrücken mit engem Griff	2 x 8
Bizepse	Bizepscurls	2 x 8

* * *

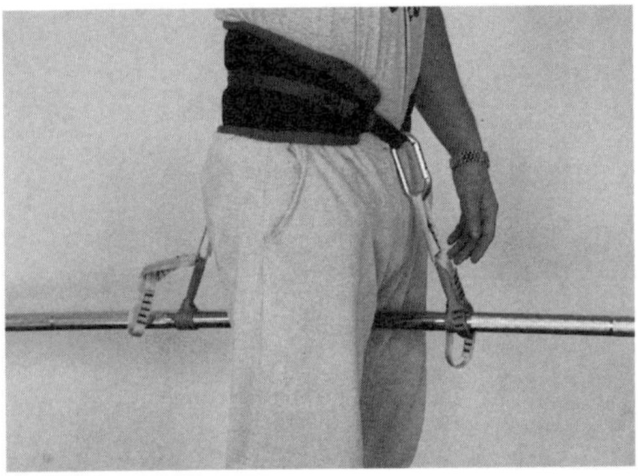

Hüftgürtel einsetzbar mit Langhantel...

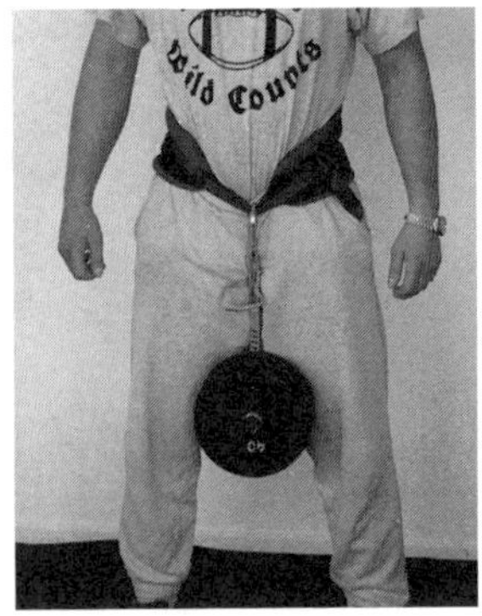

...oder Kurzhantel

DER HÜFTGÜRTEL

FÜR KNIEBEUGEN, KLIMMZÜGE, DIPS, WADENHEBEN...

Vor über 50 Jahren wurde der Hüftgürtel für schwere Kniebeugen als Alternative zu den traditionellen Langhantelkniebeugen entwickelt. Die ideale Ausrüstung für alle, die Probleme mit dem unteren Rücken haben und trotzdem nicht auf Kniebeugen verzichten möchten.

John McCallum, der legendäre amerikanische Kraftsportjournalist der Sechziger Jahre, griff diese phantastische Variante des Kniebeugentrainings wieder auf und entwickelte eigene Trainingsprogramme für den Hüftgürtel. »...In McCallums aufsehenerregendem Experiment, das die Effizienz des von ihm entwickelten Programms für Kniebeugen mit dem Hüftgürtel beweisen sollte, legte ein zuvor unbekannter und ganz und gar duchschnittlicher Henry Masters in nur zwei Monaten 26 Pfund Muskelmasse zu, vergrößerte seinen Armumfang um fünf Zentimeter und verbesserte seine Leistung im Kreuzheben um fast 50%. Nicht schlecht für einen Mann, der schon seit eineinhalb Jahren trainierte, aber zuvor niemals ›...auch nur ein Gramm...‹ zugenommen hatte...« (zitiert nach Dr. Randall Strossen: SUPER KNIEBEUGEN – AUFBAU VON 30 PFUND MUSKELMASSE IN 6 WOCHEN). Ein verbesserter Nachbau dieses einzigartigen Trainingsgeräts ist nun bei Novagenics erhältlich. Profitieren auch Sie von den immensen Vorteilen des Super Squats Hüftgürtels:

- Schwere Kniebeugen ohne Belastung des unteren Rückens; ohne Langhantel auf den Schultern wird das Atmen beträchtlich erleichtert.
- Sicherer Einsatz für Kniebeugen im Heimstudio oder beim Training ohne Partner (das Gewicht befindet sich stets in Bodennähe)
- Größere Kraft- und Massegewinne durch partielle Kniebeugen (die Hände bleiben frei zum Abstützen oder zur Unterstützung bei erzwungenen Wiederholungen)
- Bequemer Einsatz des Hüftgürtels bei allen anderen Übungen, die höhere Belastungen als das Körpergewicht erfordern (Klimmzüge, Dips, Wadenheben etc.)

Super Squats Hüftgürtel: Superstarke Ausfertigung (Reißfestigkeit bis 1,5 Tonnen garantiert) mit komfortabler Polsterung, ausführlicher Gebrauchsanleitung. Erhältlich bei **Novagenics, Postfach 1163, 59701 Arnsberg, Tel. 0 29 32 / 2 89 82-3**

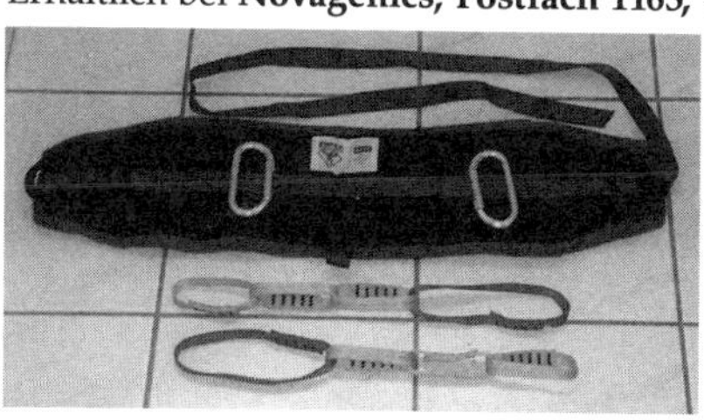

Lieferumfang wie nebenstehend: 1 Super Squats Hüftgürtel mit Polsterung und Befestigungsriemen, 2 Stahl-Karabinerhaken, 2 Vierfach-Schlaufen aus Kunstfaserspezialgewebe

DM 198,–